Маттиас Шарлах

Давайте воспитывайте нас!

секреты успешного воспитания

Перевод с немецкого: кандидат филологических наук
Валентина Тишер и Корнелия Виттер
Авторское пра́во: © 2018 Маттиас Шарлах
Иллюстрации: Юрген Байер
Корректура: Лена Романько
Титульная фотография: © iStock.com/Prostock-Studio

Печать и издательство:
tredition GmbH
Halenreie 40-44
22359 Hamburg

Softcover   978-3-347-46613-5
Hardcover 978-3-347-46614-2
E-Book   978-3-347-46623-4

Библиографическая информация из Немецкой национальной библиотеки:
Немецкая национальная библиотека вносит эту публикацию в Немецкую национальную библиографию; подобные библиографические данные доступны в интернете по адресу: http://dnb.d-nb.de

Предисловие

Эта книга основана как на опыте многих педагогов, теоретиков и практиков с разных стран Европы, так и на опыте самого автора. Тема воспитания многие века была одной из самых обсуждаемых и её всё также будут подвергать обсуждению в будущем; человечество предполагало, что такое воспитание, давало оценку воспитательным процессам, познавало законы воспитания, а иногда по определённым причинам умалчивало его существование. Скольких людей обвинили в неадекватном воспитании? Виноваты учителя, родители, социологи, государство, церковь, „система" и т.д.

Неоспоримо лишь одно: современный процесс работы на предприятии, в административных органах, в социальных и образовательных учреждениях, в научно-исследовательских центрах требует не только владеть знаниями, навыками и иметь определённый опыт, но и обладать такими качествами, как устойчивость, целеустремлённость, сила воли, самодисциплина и гибкость.

Уже не первый год состоятельные родители отправляют своих отпрысков в элитные школы, где те обучаются не только определенному ремеслу, а также преобретают навыки соответствующего поведения в обществе. Развитие востребованных личностных качеств сегодня для большинства подростков похоже становится серьезной проблемой.

Если посмотреть на Западную Европу 60-х годов, можно назвать одну из причин, когда студенты, принимающие участие в протестах 1968 года, хотели раздавить послевоенную изнурённую систему образования. Просвещение осуществлялось при помощи родителей и школы, всё позволялось, никого больше не оценивали правдоподобно.

Было понятно, как не хочется больше жить, но как построить что-то новое, было пока не ясно. Всё было подвергуто сомнению. Образование сводилось к полной индивидуализации. На порядок и дисциплину перестали обращать внимание; необразованность и интеллектуальную ограниченность стали путать со свободой и творчеством. Случился большой взрыв „тупого поколения". Этот всеобщий бунт без собственного жизненного плана и действительная самоответственность размножались на плохо подпитываемой социальной основе в некоторых случаях аж до третьего поколения и некоторые люди не побоялись вписать это явление в „современные" теории социализации и образования.

В тоже самое время в Восточной Германии построили Берлинскую стену. Здесь проводились высокоэффективные исследования в области психологии обучения и методологии образования, обучались и воспитывались одинаково мыслящие "социалистические личности" и под прикрытием „диктатуры пролетариата", которая всего лишь превратилась в „диктатуру одержимых властью партийных работников, противостояли Западному миру в Холодной войне.

Сегодня, думая о „Воспитании", мы вспоминаем песню „The Wall" (с *англ.* „Стена") рок-группы «Пинк Флойд», а также осуждаемое в ней бесчеловечное уравнивание людей и не меньше гордимся тем, что отправляем своих детей в свободное плаванье как „равноправных партнеров с правами взрослых"; для других же „образование" — это небескорыстное потакательство всем глупостям „любимых малышей", даже если при этом зарождается наркозависимость 14-летней дочери.

Воспитание направлено на поведение; и поскольку человек всегда должен вести себя определенным образом, он так или иначе будет воспитываться, сознательно или бессознательно.

Оно зародилось в первобытном строе, стало инструментом сохранения семейных традиций, культур, регулировало отношения друг с другом, злоупотреблялось харизматическим лидерам, партиям и сектам, являлось добром и злом, правильным и неправильным.

Главное внимание в этой книге уделяется важнейшему фактору воспитания: подросткам и молодым людям. В ней рассматриваются их потребности, надежды и желания. Эти потребности и надежды сравниваются с потребностями и надеждами взрослых. Делается попытка ответить на вопросы: Что же такое воспитание? И где доступ к надлежащему образованию?

Готовность познакомиться с различными точками зрения и таким образом прийти к самостоятельным выводам, что такое образование, должны стать вашим ориентиром при использовании этой книги. Нет никакого смысла в том, чтобы просто прочитать эту книгу. Таким способом Вы только накопите знания. Но цель этой книги иная: мыслить, понимать написанное, переживать сказанное, сочувствовать, спорить и отстаивать собственную точку зрения.

 Это не книга рецептов с советами от суперняни: „Ваш сын замучил соседского кота и я сейчас Вам расскажу как мы в будущем лучше справимся с подобной ситуацией“.

Это книга, которая хочет дать Вам представление о воспитании детей и вдохновить Вас на родительскую деятельность.

 Это не та книга, в которой указывается, что Вам нужно делать и от чего необходимо отказаться. Когда Вы почувствуете, что такое воспитание, Вы начнёте лучше справляться с ситуациями, связанными с воспитанием и наконец получите признание от подростка, став при этом его другом.

В этом отношении это **книга для матерей и отцов**, которые хотят лучше сформировать мир своих детей**, книга для учителей**, которые могут воплотить в жизнь „педагогическую любовь", **книга для профучителей,** которые должны связать в одно целое воспитательную и образовательную компетентность, книга для всех тех, кто хочет сопровождать детей и подростков на пути во взрослую жизнь.

В сочитании научно-популярных знаний и многочисленных образовательных опытов, основанных на практике, осуществляется передача научных знаний для практического образовательного подхода.

Лекции в книге посвящены молодым подросткам, их взглядам на окружающий мир; кроме этого освещают разные научные взгдялы на человека, на его потребность в воспитании, способность к воспитанию. В других главах говорится о том, что это значит, быть учителем, делается попытка разъяснить, кто определяет цели воспитания и какие есть стили воспитания. Само собой разумеется, всеми любимая тема дисциплины и её сохранение включена в один из разделов этой книги.

В завершение предоставляется небольшое философское приложение с различными концепциями человека.

ОГЛАВЛЕНИЕ

1. ЧЕЛОВЕК И ЕГО ПРЕДПОСЫЛКИ ДЛЯ ВОСПИТАНИЯ

1.1. О взглядах на человека

Когда мы смотрим на человека, мы делаем это, сознательно или бессознательно, двумя способами. Если человек интересует нас только как предмет, его, так сказать, внешняя оболочка, то мы можем определить, является ли он большим или маленьким, худым или полным, холёным или запущенным, красивым или некрасивым. А что мы делаем, чтобы это определить? Достаточно ли, смотреть на человека с десятого этажа жилого дома, чтобы сказать: „Он большой“? Могли бы мы сказать о человеке, увидевшем только сзади, что он красивый? *(кроме того фундаментального понимания „Красивая спина тоже может соблазнить“).*

Наверное, нет. Нам бы хотелось иметь больше информации о нем, рассматривать его с разных сторон и не только под одним углом.

И всё-таки, мы позволяем обманывать себя уже при таких простых и обычных суждениях и сами усердно помогаем при этом обмане.

Человеку, смотрящему на фотографию, чаще всего видна лишь „наша лучшая сторона“: модно сшитый костюм из совсем незначительного человека делает динамичного предпринимателя, плотно облегающее платье и приоткрытые губы из скромной, красивой девушки — вампа.

На таких „фотографиях“ и через такие клише нам показана только солнечная сторона человека. То, что находится в тени, значительно труднее продается.

Но разве мы этому не поддаемся?! Или, может быть, мы иногда и хотим поддаться? Вспомним только наше отождествление с картинками пёстрого, весёлого и целого мира рекламы. А когда мы смотрим внутрь человека, тогда все становится еще интереснее. Ведь мы не умеем смотреть внутрь человека, а только по его поведению предугадывать, что происходит в нем, чем определяется его психика.

Является ли приветливо улыбающийся человек доброжелательным? Является ли свободно играющий на рояле „Britania Rules the Waves" („Правь, Британия, морями") патриотическим виртуозом, умеющий хорошо считать — математиком или произносящий пламенные речи политик — честным?

И здесь нам видны только отдельные отрывки действий человека. И все-таки немалое количество из нас приходит к неправильным выводам и попадает на „скользкую дорожку".

Наблюдения и основывающиеся на них познания всегда являются относительными. Они всегда соотносимы с собственной позицией, зависимы от точки зрения.
Но, допустим, разные наблюдатели посмотрели бы на одну и ту же сторону человека. Не обращает ли парикмахер свое внимание приемущественно на стрижку, космотолог на цвет лица, филолог на диалект. Толкует ли наркоман беспокойный взгляд человека и постоянное шмыганье носом так же, как домохозяйка, которая при этом думает о чае из ромашки и о ингаляции. Как кто-нибудь смотрит на что-нибудь, зависит от его опыта, от его познаний, от всего его физического и психического состояния. Эта позиционность усиливает относительность рассматриваемого. Она является той рамкой, внутри которой под определённым аспектом наблюдения все знания и познания правильны.

Поэтому относительность вещей и явлений совсем не означает, что все наши знания и выводы являются сомнительными, неточными, полуправдивыми. Относительность явлений — это возможность определить и фиксировать исходные позиции любых наблюдений, суждений, объяснений и, таким образом, ограничить себя. Часто мы спорим о каких-нибудь выводах, не задумываясь о предпосылках, в которых эти выводы действительны. Многие недоразумения имеют своей причиной неразъясненные позиции. Интересен тот факт, что часто можно встретить людей, часами спорящих между собой „кто прав", имеющих сильно расходящиеся мнения, людей, не понимающих, что они на одно и то же явление смотрят с разных позиций.

Было бы полезнее признать **плюрализм мнений** и рассматривать все знания, полученные с разных позиций, в их диалектике. Это предполагает большой опыт и большие знания, но прежде всего разум, так как речь уже не идет о том, „правильно" ли это или „неправильно", „хорошо" ли это или „плохо", а о том, „правильно" ли это или „неправильно" в каких конкретных условиях. Ребенок, которому запрещают кататься на велосипеде, чтобы он не поранился, никогда в жизни не научится кататься на велосипеде. Это плохо! Но он никогда в жизни не разобьет себе колени. И это хорошо!
Но как решить! Чтобы разумно расценивать познания, полученные на разных уровнях их рассматривания, чтобы применять их в своих решениях и поступках, надо сравнивать разные точки зрения, согласиться на компромисс, выдвинуть на первый план главное и развить иерархию. Меркой для этого должен быть опыт человечества, существующий в разных формах и служащий прогрессу и развитию личности. Для развития ребенка лучше, если он научится кататься на велосипеде, даже если он при этом и поранится. Ведь это не так важно.

Но несмотря даже на попытку комплексно рассматривать человека, мать в своем сыне всегда видит своего ребенка, врач всегда обращает внимание на анатомию и физиологию человека, тренер на мускулы, полицейский всегда старается найти в человеке склонность к преступности, художник всегда нереально изображает человека, а влюбленный смотрит на человека по - особенному.

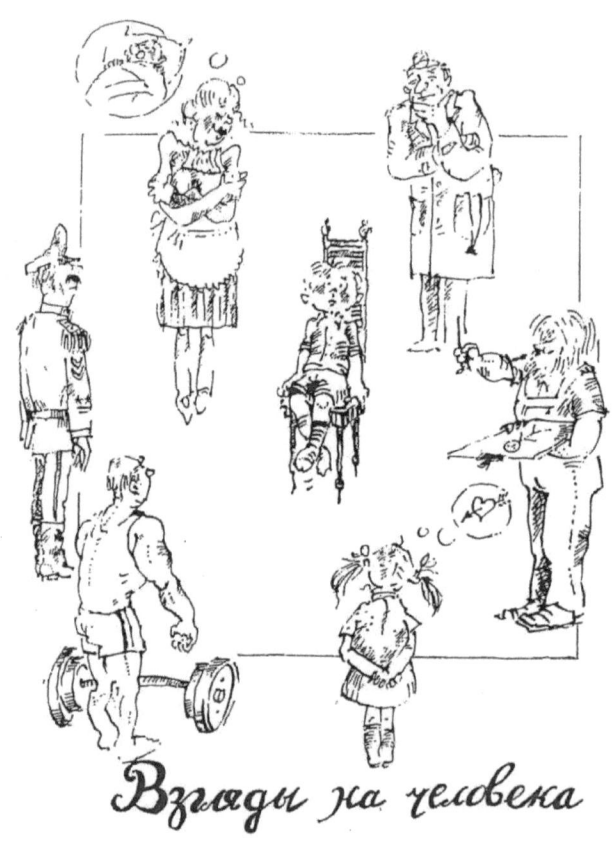

Илл. 1: От возможных точек зрения на человека

Все смотрят на одного и того же человека, пытаются охватить его сущность и тем самым сущность самого себя. Человек задает вопрос: „Кто я?".

В истории науки не раз делалась попытка развить всеохватывающее учение о человеке — антропологию (см. Рот; ROTH 1971).

Но нет учения, охватывающего разнообразие высказываний о человеке. Разные науки пытаются разъяснить сущность человека в соответствии со своим предметом, как, например, биология, теология, социология, психология, педагогика.

Этим путем возникли так называемые „региональные антропологии".

Вопрос о сущности человека, в первую очередь или даже исключительно, является философским вопросом. Философия в понимании Платона и Аристотеля занимается чем-то общим, сущностью и закономерностями вещей; в понимании стоиков и эпикурейцев философские познания получают своё практическое значение в конкретных науках и в повседневной жизни.

Уже здесь показывается взаимоотношение региональных антропологий с философией, в особенности с философской антропологией.

1.2. Антропологии и их вклад в достижение новых познаний

Все региональные антропологии имеют методологическую функцию. Под методологией я понимаю философское учение о методах познания и изображения действительности.

Эта гипотеза сразу же оказалась бы неправильной, если бы существовали особые, специфичные формы мышления и познавания, не занимающиеся закономерностями познавания какой-либо философии. Но как только появляется такой интерес к теории познания, антропология сразу же становится составной частью философии и сама является философией.

Любая научная дисциплина, занимающаяся человеком, его существованием, мышлением, вероисповеданием и его поступками вызывает философские вопросы, и каждая из этих дисциплин имеет взаимоотношения с философскими познаниями и с познаниями смежных научных дисциплин. Это взаимообусловленное обогащение. Без основных философских знаний, без многостороннего и всецелого взгляда на вещи, без умения мыслить диалектически педагогу было бы очень трудно понять человека, его поступки и возможности его воспитания.

Уже только описание человека как живого существа, которое воспитывается с целью жить в мире, принимать мир и изменять мир, является философским высказыванием.

Иммануил Кант (1798) отметил в связи с этим, что вопрос о бытии включает в себя как вопрос о существующем, о человеке, так и вопрос о мире.

На вопрос о бытии никогда не будет дан полный ответ. Познаваемость мира и самого себя постижима для человека только путем конвергенции (сближения) и основывается на том опыте, что его субъективное отражение действительности соответствует реальным явлениям вне своего „Я".

Так как вопрос о бытии неисчерпаем, по этому поводу Гельмут Плеснер пишет следующее: „ ... если человек открывается самому себе и миру, то он знает о своей скрытости"

(Г. Плесснер; H. Plessner 1983, с. 357).

Все региональные антропологии являются ценными только тогда, когда они обращают внимание на эту условность, когда они в своей относительной самостоятельности и в своем взаимодействии способны внести вклад в ответ на вопрос о месте человека в мире.

Взаимоотношения между региональными антропологиями и их роль в понимании сущности человека можно отразить, при всей условности схематических изображений, следующим образом:

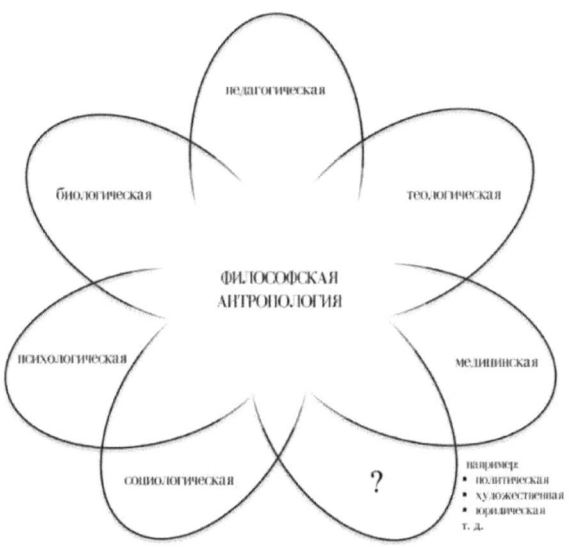

Рис. 1: Региональные антропологии и их отношения между собой

Возникает вопрос и о том, в чем состоит сущность человека в политическом, художественном, юридическом или в экономическом смысле, не ставя перед собой цель создать всеохватывающие антропологии. Этой схемой мы хотим, с одной стороны, критически оценить взгляды Вильгельма

Дильтея (Wilhelm DILTHEY, 1927) о психологизирующей историчности и об узком понимании антропологии как психологической дисциплины. С другой стороны, мы хотим улучшить и расширить модель Бертольда Гернера (Berthold GERNER, 1986).

Необходимость всецелого, синтетизирующего антропологического взгляда будет видна при ответе на такие вопросы, как:

Когда начинается жизнь человека?
Что такое жизнь человека?
Когда она кончается?

Ответы ожидаются как со стороны биологии, так и со стороны медицины, теологии, а также в обобщающем случае, философии.

Антропологический аспект биологии лежит уже не только в толковании человека как высшего качества разных органических систем, а в особенности высокоразвитой нервной системы. Если человек отличается от животного тем, что он обладает сознанием и что он способен на производство своих орудий труда, то биология должна дать ответ на то, что такое жизнь человека в отличии от жизни животного.

Антропологическая сторона медицины должна уделить внимание не только проблеме начала и конца жизни человека, но и проблемам здоровья и болезни.

От психологии требуется учет отношений между субъективным и объективным временами.

Социология должна обратить свое внимание как на детерминистские и стохастический взаимосвязи в бытии человека, так и на роль случая и неопределенности. Сюда же относится толкование истории не просто как социальный переворот, а шире, занимаясь ее трансцендентным смыслом (Альфред Беллербаум; Alfred Bellerbaum 1985).

Антропологический взгляд теологов направлен, в первую очередь, не на мир, а на бытие в слиянии с Богом.

Христинское толковаение при этом ссылается на взаимоотношения „Человек-Вселенная-Бог" в единстве и различии своих приверерженцев.

Предметом педагогической антропологии является человек, способный к воспитанию и сам воспитывающийся. Именно потому, что человек становится „самим собой" через воспитание, он является чем-то больше, чем живое существо, которое воспитывают „извне" (animal educandum).

Из этого следует: педагогическая антропология должна ответить на следующие вопросы:

Что такое человек?

Что такое мир?

Каковы отношения человека к миру?

Кем должен быть человек?

Таким образом, педагогическая антропология становится основной наукой для педагогической этики, задавая вопросы: Какой опыт человечества надо применять в собственной жизни? Что такое „хорошо", что такое „плохо"? Где надо пахать целину? Как вести жизнь? и другие.

1.3. В чём смысл человеческой жизни

Кто мыслит, тот следует мыслям, замечает что-нибудь. В понимании теологии предмет, процесс имеет смысл (значение) тогда, когда этот процесс имеет определённую цель.

Иногда смысл и функция рассматриваются в узкой взаимосвязи.

Техническая конструкция, социальная структура, любое действие имеют смысл в том случае, когда они исполняют свою функцию. Это своего рода что-то упорядоченное, самого себя оправдывающее. В таком понимании имеют смысл и химическая граната, и конференция о мире, имеют смысл и забота о ребенке, и охрана его от опасностей, исходящих от природы и из общества.

Что когда имеет смысл и когда нет, зависит от общей взаимосвязи, от условий, в которых мы эту вещь рассматриваем. Поиск смысла имеет и этическую сторону: играют роль и физический, и психический, и душевный настрой наблюдателя, широк или узок его кругозор, как он отражает событи, какой опыт, какие знания он приобщает для этого.

Существует смысл сам по себе или ему придают смысл? Существующая вне нашего сознания природа и органический мир кажутся восполненными смыслом, так как они образуют относительно оптимальные структуры.

Если мы говорим „мир имеет смысл“ или „природа имеет смысл“, то должен существовать или объективный смысл или что-то вне нас, что придает предметам, явлениям, процессам смысл или является их частью. Тут отражается мысль о Боге, искания смысла приводят к трансценденции и, таким образом, в мире будет больше смысл, чем человеком познается.

Только в мире человек может искать и найти смысл. Смысл для человека ценен и ценно для человека то, что ему кажется значимым в жизни. Таким образом, человек создает смысл и через свою деятельность он умеет придавать вещам и предметам смысл. С опытом и со знанием человека и человечества может изменяться и „смысл жизни", „смысл истории" и другое. В таком понимании смысл — это явление нестатическое.

Человек может не только проверять смысл предметов и явлений, признавать и применять его для себя, но и отвергать его. Но человек и сам может развивать смысл, придавать смысл чему-нибудь.

Воспитание поэтому и означает давать ребенку возможности узнавать смысл в этом мире и критически оценивать все то, что другие уже оценили.

Так расписание уроков в школе должно предоставлять возможность развивать смысл (в зависимости от возраста школьников). В школе не должны преподаваться одни и те же уже давно устоявшиеся нормы и ценности, приводящие к положительному или отрицательному оцениванию собственных поступков.

Развитие смысла — это диалектический процесс, происходящий в взаимосвязанном оценивании смысла своих и чужих поступков. Думающий человек придает вещам смысл. Он признает представления других о смысле вещей, так как он ожидает того же и со стороны других. Он пытается жить разумно.

В тоже время он сталкивается с действиями, вредными смыслу человеческой жизни (например вырубка тропического леса). Он сталкивается с нелепостью, с тем, что не имеет никакого смысла.

Каждый человек пытается восполнить свою жизнь смыслом. Этого он пытается достичь посредством учебы, работы, игры:

причем все это имеет свой специфический вид в зависимости от возраста.

В учебе, работе и игре отнимается смысл и придается смысл. Это делается не только рационально, умом или путем возможного переступания границ разумного, данных от природы, но делается это и посредством чувствительности. Человек не только знает, но и верит, он не только расчетливый математик, он тоже подвергается придуманным ритуалам, дающим ему силу и уверенность.

Смысл какого-нибудь предмета или явления нельзя охватить только умом, здесь необходима и чувственность, необходим мир внушений, идей, фантазий, предчувствий, представлений, чувств и желаний. Как трудно иногда даже в высокоразвитых индустриальных странах найти в своей работе то, что вносит вклад в развитие собственной личности. Как иногда сложно внести смысл в свой труд. В какой мере сложно будет управлять разделением труда в социальных отношениях — это сегодня является одним из основных вопросов человечества. На нижних слоях пирамиды некоторые области, например по менеджменту, имеют смысл для работающих в этих областях. Другие области труда, находящиеся на нижних слоях пирамиды, потеряли смысл для своих рабочих.

Немалое количество людей работает потому, что это жизненно необходимо. Для них важно, что „они работают", а не „как они работают". На вопрос „почему они работают" врядли бы они ответили, что хотят развивать свою личность. Они хотят зарабатывать деньги, чтобы купить себе „жизнь" и „смысл жизни", как товар в области свободного времени. Такой ответ „купить себе свободное время" многие из них отрицали бы, они даже не думают об этом; нет, они просто это делают.

Это сознательное или бессознательное „покупать“ и „продавать“, „продавать себя“ и „позволить купить себя“ не помогает нам понимать человека как существо, имеющее смысл.

Эта тенденция усиливается рациональным миром, управляемым отшлифованными бюрократами и технократами. В этом не может быть смысл жизни. Таким образом насилуется личность человека со своими возможностями для ведения жизни, восполненной смыслом, даже тогда, когда некоторые чувствуют себя хорошо в этом мире, в котором все для них приготовлено. Бегство в свободное время не отменяет скрытую или открытую манипуляцию и приспособление на рабочем месте. Это можно признавать как необходимую дань цивилизации, но можно и искать лучшие решения; решения, имеющие смысл для людей.

Какова же символическая ценность значений „труд“, „родина“, „любовь“?

Материальные ценности этихкатегорий оцениваются только рационально? Отражается ли в них и нерациональное, чувственно ценное? Что является любовью, то, что богатый связями и деньгами папочка организует своему сыну аттестат зрелости или то, что он понимает и чувствует его душевные конфликты и помогает ему реализоваться в жизни, которая соответствует полному использованию его способностей, и этим самым делает его счастливее.

Наверное, цена и понимание цены тех или иных символов играют в воспитании большую роль, чтобы быть в состоянии помочь человеку.

В чисто рациональном обществе воспитание не может быть единственным своего рода моральным алиби.

По опыту мы знаем: человек не может жить в мире, если он ни в мире, ни в своем существовании, не находит смысла. Иметь цель перед глазами, строить планы, стремиться к идеалам, быть веренным в себе, спорить, в общем, заниматься миром, участвовать в жизни, чтобы изменять мир и самого себя, все это то, что отличает человека от других живых существ.

1.4. Что такое человек? Кем он должен быть?

Эти философские вопросы такие же старые, как размышление людей о самих себе и о мире. Общеизвестно высказывание Иммануэля Канта из его книги „Критика чистого разума", что вся философия сводится к следующим вопросам:

1) Что я могу знать?
2) Что я должен делать?
3) На что я могу надеяться?
4) Что такое человек?

Представления о человеке постоянно развиваются, изменяются со временем. Эти представления о человеке характеризуются описывающим пониманием человека и нормативными требованиями к нему, которые развиваются в конкретной исторической ситуации, в специфической области жизни.

Занимаясь природой и социальным окружением, мы постоянно вновь познаем самого себя, понимаем, кто мы, каковы возможности и условия нашего развития.

Нет статической картины о человеке, и те, кто объявили о ней, погибли в пыли консерватизма. Но уже само понятие „человек" разными региональными антропологиями толкуется по-разному:

- Мы можем представлять себе индивидуума „Х", описать его более или менее субъективно и, зная специфичные условия жизни этого человека, делать выводы, кем он может стать.

- Стоя на определенной социальной платформе, мы можем описывать что-то типичное в каком-нибудь человеке в других социальных условиях и вывести из этого моральные требования, каким он должен быть, чтобы сохранился „социальный мир" (сравни два таких представления: „прилежный, старательный, признающий свое положение, рабочий" и „понимающий социальное положение, ориентированный прежде всего не на прибыль, предприниматель").

- Нередко тот или другой предубежденный и неопытный современник развивал и развивает представления о других под этнологическими аспектами (напр. белый и черный, североамериканец и пуэрториканец, британец и индеец, немец и турок) под мировоззренческими аспектами (напр. христианин и атеист, еврей и мусульманин, буддист и хинду), а также под политическими аспектами (капиталист и коммунист, правый и левый, белый и красный). Несмотря на то, что такие представления носят в себе и рациональный и эмоциональный элементы, их паушализация вызывает добавочные социальные и политические конфликты, ведущие, как, к сожалению, история часто доказывает, к бессмысленным трагическим конфликтам.

Нет ни черных, ни белых, ни христиан, ни атеистов и т.д.

Есть такие люди, которые пытаются жить дружно, делить между собой работу, гарантировать живущему рядом человекудостойную жизнь, соответствующую его способностям, его успехам, а также его физическим и психическим потребностям. Есть и такие, которые сознательно или несознательно пренебрегают этими человеческими достоинствами, обогащаются за счет других, добывают или получают для себя больше материальных благ, чем они заработалиб и подливают этим самым масло в огонь, создавая социальную напряженность. Этот феномен свойствен всем рассам, вероисповеданиям и не останавливается даже перед людьми различного пола.

В современных демократических промышленных обществах с их возможностями развития каждого в отдельности представления многих мужчин с современными моральными взглядами относительно женщины покрыты столетней пылью. То же самое относится к некоторым женщинам по отношению к мужчин, которое кроме некоторых актуальных особенностей ничего не утратило от ранних представлений о мужчине как о главном кормильце средневековой орды, которому женщина должна подчиняться.[1]

Принципиально было бы возможно создавать еще другие образы людей, наполнять их поведением, качествами, требованиями, желаниями и надеждами. При этом было бы полезно руководствоваться не только чувством, но и умом, учитывать не только свой опыт, но и опыт многих людей и помнить мысль Канта, ориентирующую на непредубежденное,

---

[1] Чтобы меня правильно поняли. Каждая женщина имеет право служить мужчине и угадывать его желание по глазам. И вряд ли найдутся мужчины, которые не согласились бы с этим. Но должна быть свобода и в Европе, есть для этого соответствующие экономические условия , чтобы женщина получила те же возможности развития как мужчина, чтобы она сама, как и мужчина, могла распоряжаться своим телом и душой. Такое самоопределение обогатило бы наш мир и редко приводило бы к копированию поведения людей того или другого пола.

расширенное и последовательное суждение" (1922, с.368), а именно:

1. самому мыслить
2. „представлять себе" как мыслит любой другой
3. всегда „мыслить единогласно" с самим собой.

Педагог находится в поисках универсального человекаж и любого человека, несмотря на то, черный ли он или белый, женщина ли это или мужчина, он понимает как личность. Быть личностью — это не просто значит быть членом своего рода, но это также значит быть в своем специфическом качестве носителем единого сознательного существования самого себя. Но сознательное существование самого себя возникает только в отношениях к другим, к социальному и естественному окружению. Человек — это не только природа,но это и личность, определяемая своим специфичным отношением к миру: в более сознательном столкновении с миром человек находит самого себя (Жан Поль Сартр; Jean Paul SARTRE 1962), изображает свою дейсвидельность и переходит от сознавания своих возможностей к осуществлению этих возможностей.

В этой фазе мы как воспитатели можем быть помощниками. Человек является продуктом диалектики природных и общественных факторов.

- „это ни свойственная индивидууму абстракция, ни ... ансамбль общественных взаимоотношений" (Карл Маркс; Karl Marx). Из напряжения и в то же время единства биологического и социального постоянно возникает что-то новое, самостоятельное, творческое. Только таким образом возможен прогресс в развитии.

Много раз подтвержденный опыт истории человечества приводит к предположению, что человек как цельное и открытое миру существо прежде всего определяется

- специфической биологической характеристикой
- историчностью
- спобностью к отражению действительности и самого себя

- личностью и социальностью
- потребностью в воспитании и способностью к воспитанию
- относительной свободой
- способностью к ответственности
- способностью к трансценденции.

Эти характерные признаки существуют по отношению к индивидууму в своей единичности, неповторяемости и диалектической взаимосвязи. Воспитание человека должно принимать это во внимание или, выражаясь по-другому: любая педагогика, понимающая человека как кибернетическую модель, как сложный управляемый механизм, обречена на неудачу. Когда я хочу воспитывать, я должен идти своим близким на встречу, встречать их открытой душой. Я должен понимать их, а не трезво смотреть на них, как на „на вещь, которую я буду анализировать по естественнонаучным критериям. Наоборот, я должен вступить в контакты моего „Я" с „Ты" (Карл Фридрих фон Вайцсеккер; Karl Friedrich von WEIZSÄCKER ,1975, c.197).

Любой человек несёт ответственность за себя и за мир. Он должен научиться жить с этой ответственностью, должен уметь познавать соотношения между собой и миром, чтобы

реализовать самого себя в мире и посредством мира. Но это предполагает, чтобы он на мир не повлиял отрицательно: достижения цивилизации, кажущиеся огромными, в настоящее время на новый уровень приподняли социальные напряжения, а не уменьшили их. Гарантирование определенного уровня жизни больших частей населения в наших „современных" индустриальных странах соблазняет нас на объективно неразумное отношение к окружающей среде.

Чтобы, на первый взгляд, лучше жить, слишком много людей предпочитают эксплуатацию и наносящее вред человеку преобразование природы, не думая о том, что их жизнь смогла бы быть красивее в совместном существовании с природой.

Но если человек только берет и все меньше хочет давать, то однажды он перестает существовать. Природа избавится от „случайности" под названием „человек".

Эгоистическая жизнь ради одного момента, не размышляя о жизни будущих поколений, является болезнью, похожей в своем эффекте на охватывающую весь мир заразу.

Даже в гедонизме, древнегреческом этическом учении, по которому индивидуальное наслаждение (удовольствие) является мотивом, целью и нравственным критерием человеческой деятельности, способность к наслаждению понимается не как безмерное присваивание и накопительство, а как связанная с разумом добродетель.

Аристипп Киренский (435 - 355 до н. э.), ученик Сократа, считал, что настоящая и долговечная способность к наслаждению присуща только мудрому, поскольку он не слепо следует своим сладострастиям, а благодаря своей мудрости управляет ими. Аристипп написал это, абстрагируясь от общества.

Наслаждение, удовлетворение физических и умственных потребностей, зависит однако от конкретно-исторических условий существования человека.

Человек должен научиться наслаждаться с полной ответственностью, находить свое место в мире как живое существо и как социальное существо, приносить пользу себе и миру.

1.4.1. Человек как цельное существо, его потребность в воспитании и его способность к воспитанию

Я не считаю целесообразным на сегодняшнем уровне знаний естественных и общественных наук рассматривать человека „раздельно", т.е. при помощи биологического, философского или социального подхода, чтобы узнать, что же это такое — человек. При всей необходимости специфического рассмотрения и полученных из него результатов главные познания получаются только благодаря пониманию комплексного взаимодействия всех сторон, определяющих человека.

Любое одностороннее рассмотрение таит в себе субъективистские и идеологические тенденции, уводящие от реальности в мир спекуляций и приспособления к легко применяемым образцам мышления.
Это не значит, что нет необходимости рассматривать цельность „человек" под аспектом отдельных научных дисциплин. Ведь именно плюрализм возможностей рассматривания является той практикой, чтобы в конце концов понять суть этой целостности

и чтобы точнее определить ценность познаний, полученных частными науками. Надо только уметь найти путь обратно к целостности.

1.4.1.1. Биологический аспект

Биолого-социальная природа человека является давней темой философии. Человеческое тело, его страсти, склонности или его разум, интеллект, ум, что из перечисленного важнее для находящего на стенах храма в Дельфах призыва "Nosce te ipsum": „ Познай самого себя „?

По меньшей мере из деятельности Чарлза Дарвина (1809-1882) известно, что эволюция видов включает в себя и человека, что его биологические свойства подчиняются тем же законам, как и другие живые существа. „Человек непосредственно является природным существом ... Человек - это телесное, ... живое, настоящее, чувственное, предметное существо ...„ (Карл Маркс, 1956, с. 578). Достоен внимания и тот факт, что материалист Карл Марк приписывает человеку и чувственное (на биологической основе).

С другой стороны, человек как личность существует только тогда- когда он вступает в отношения с другими людьми. В этом процессе взаимодействия с миром он является „существом, которое само определяет свое место", (И.Г.Фихте), действующим активно и творчески, открытым в своём назначении, способным к осуществлению лежащих перед ним и познаваемых им возможностей. Но это не значит, что все генетическое наследство, унаследованное человеком из живой природы, было бы недействительным. В практике жизни всех прежних социальных порядков люди всегда понимали себя не как чисто „разумные существа",а как существа, произведенные природой. Уже сама необходимость сохранения своего рода даёт человеку повод быть не только разумным, но и душевным, чувствительным.

Поэтому надо согласиться с высказыванием В. Хильбера (W.HILBER), что „своеобразие человека ... отличает его от других организмов. Он является существом, одаренным разумом, рационализм которого приводит и саму жизнь в новую целостность ... " (1983, с.9).

Я хочу добавить, что эмоциональность и чувственность также свойственны человеку и также определяют его целостность.

Ввиду состояния человека в момент рождения базельский зоолог и антрополог Адольф Портман (Adolf PORTMANN) говорит о **„физиологических"**, а **также „нормализи-рованных преждевременных родах"** (1959, с.49), и этим он хочет сказать, что человек рождается еще в утробе матери, что он уже там начинает привыкать к миру; нормой стало то, что он, по сравнению с другими высокоразвитыми млекопитающими, преждевременно появляется на свет. А.Портман (A.PORTMANN) обоснует эти „физиологически ранние роды", подчеркивая необходимость „внематочной весны" первого года жизни (1959б с.68 след.). В это время человек находится в социальной утробе и учится пользоваться, конечно еще на низком уровне жизни, своим телом, своими органами чувств, а также речью и мышлением в такой комплексности, которая делает его позднее **живым существом** особого, **высшего качества**. Только подумать, на что способна человеческая рука, прямохождение, речь, мышление и т.д.

Именно культурный опыт в социальном мире определяет специфически человеческое.

Ещё нерождённый человек, таким образом, не сразу покидает гнездо, не сразу же после рождения привыкает к любому окружению (как, например, все другие высокоразвитые млекопитающие), однако он и не беспомощный птенец, вылетевший из гнезда.

Из-за природной незаконченности новорожденного, из-за его низкой специализации и из-за скромных способностей чувств человек с чисто биологической точки зрения кажется существом, с ограниченным инстинктом (Н.Тинберген; N.Tinberger 1952), или вообще биологическим **„недостаточным существом"** (А.Гелен; A.Gehlen 1961).

Но инстинкты генетически управляемы программой. Кто ими владеет, тот с одной строны определен в своем поведении в зависимости от ситуации, с другой строны он и увереннее в своих поступках. А кто инстинктами не обладает, тот свободнее в своем развитии, в меньшей мере зависит от природы, но он и в большей мере в опасности.

Тесно связано с этим развитие органов чувств человека. В мире животных есть достаточно примеров, показывающих, что относительно работы отдельных органов чувств некоторые животные намного превосходят человека, но относительно комбинированного действия всех органов чувств получается совсем иная картина.

Органическая неспециализированность, форма его руки, соотношение сил, действующих на его органы передвижения и многое другое в биологической системе „Человек", все это является частью единственного своего рода биологического качества. Человек может проходить многие километры, он умеет плавать, нырять, лазить, ползать и в этом многообразии он уже превосходит любое животное. Он умеет воспользоваться вспомогательными средствами, производить орудия труда, сам себе создает еще другие органы чувств (радар, инфракрасный цвет, ультразвук и др.), он даже в состоянии подниматься в воздух с помощью обработанных им предметов природы.

Благодаря своей неспециализированности в связи с комплексностью и большой изменчивостью скрытых в человеке возможностей, **он является специалистом в том, чтобы справиться с многообразием требований к нему и чтобы изменить природу.**

Но этому он должен научиться в социальном взаимодействии с людьми, более опытными и с большими знаниями чем он, а также в процессе наблюдения их поступков, в общопределяяении с ними, в накоплении собственного и чужого опыта.

Отметим:

Уже с биологической точки зрения, определяя человека как существо „недостаточное“, человек нуждается в воспитании. Ему надо научиться владеть своими мало, или пректически неразвитыми склонностями, управляемыми инстинктами (его интересы, мотивы, влечения и т.д.). Он должен научиться использовать их и разумной деятельностью компенсировать свои биологические недостатки, чтобы по сравнению с животными жить на качественно высшем уровне. На пути к „становлению“ человеком он нуждается в воспитании, рядом с особой заботой в первые годы жизни (кормление, забота, любовь, попечение, присмотр), в многообразных возможностях развития его психики, его мышления, речи, его органов чувств и двигательных органов. Человек сам умеет внести

вклад в удовлетворение своих потребностей, так как он способен мыслить, запоминать и обучаться, чем он возвышается над всеми другими живыми существами на свете. Он умеет не только приспосабливаться к изменяющейся окружающей среде, но он и сам умеет, в определенных границах, сознательно изменять окружающую среду.

Но всегда для своего развития он нуждается в постоянных побуждениях и в близких ему людях в семье, в социальной группе. Социально и исторически обусловленное раскрытие потенциала, возможностей и активностей, которые таит в себе человек, является причиной того, что изменение „собственной природы" человека приводит не к изменению его биотического организма, а к раскрытию его социальных возможностей на основе высоко дифференцированной биологической организации.

Наверное, еще не закончена биологическая эволюция Homo sapines (человека разумного), но доказать ее возможно только в периодах нескольких тысяч лет.

Пронизанная биологическими чертами „биологическая антропология"[1] противоречит, при всех ценных частных результатах, самой себе, „так как то человеческое, чему каждый новорожденный человек должен научиться, развивается не само по себе, „природным путем", а свершается в этом процессе изучения „исторически" (Т.Баллауф; Th. BALLAUF 1962, с.8). Биологизм, основанный на различных биолого-антропологических понятиях, ограничивает социальное от биологического. Основываясь на научно необоснованном

---

[1] см. Ильзе Швидецки (Ilse Schwidetzky, 1959), Адольф Ремане (Adolf REMANE, 1960), П.Т. де Шардин, (P.T. de CHARDIN, 1961)

абсолютизировании факта происхождения человека от животного, это ограничение обычно проводится по следующему образцу: социальное ограничивается до ндивидуального, индивидуальное до психического и психическое до биологического, следовательно: все социальные феномены сводятся к генетической программе и ей обосновываются. Как просто (!?).

Выдающаяся роль генотехники при исследовании человеческого организма среди некоторых антропологов вновь привела к преувеличению значения наследственных факторов в процессе развития человека.

Что такое наследственные факторы? Какое они имеют значение?

Наследство, в биологическом понимании, это комбинация генов, которая устанавливается при оплодотворении после соединения мужских и женских зародышевых клеток. Эта наследственность как индивидуальная, единственная, неповторимая структура генов, возникает в процессе оплодотворения как специфическая связь материнской и отцовской доли наследственности и путем возможных вариаций наследственной информации в следствие влияния окружающей среды здоровыми организмами или такими, как СПИД-рентгеновские излучения и т.д. Таким образом, они являются специфической для рода биологической основой физиологических и психических возможностей развития, более или менее развивающихся благодаря взаимодействию „человек-природа“, воплощающихся в жизнь или даже упускающихся из виду.

Можно делать вывод, что появление на свет, это первое „драматическое" событие, при котором человек вступает в контакт с природой. **Но взаимоотношения человека и природы имеют свое начало уже в утробе матери.** Эмбрион принимает участие в образе жизни матери, полезном для неё: он „курит" вместе с ней, „принимает лекарства", „пьёт" алкоголь и тому подобное. Новейшие научные познания указывают на то, что уже в этой стадии жизни может ощущаться чувство любви или неприязни. Физически доровая и психически уравновешенная жизнеутверждающая мать, имеющая гармонические и полные любви отношения с отцом ребенка очень помогает своему еще не рожденному ребенку и поддерживает его жизнь. Воспитание, значит, начинается уже очень рано.

Наследственность является относительно неспецифической предпосылкой для развития характеристик человека, обусловленного обучением и воспитанием. Эти характеристики являются генетически ограниченными возможностями для многообразного развития физических и психических особенностей индивидуума, его фенотипа.

Таким образом, воспитание всегда должно включать в себя оптимальное осуществление генетического потенциала индивидуума.

Тем сомнительнее и опаснее тот факт, что в конце XX в. переоцениваются биологические познания, полученные благодаря развитию генетики человека, которые поддерживают натурализм в своем одностороннем взгляде на вещи (на мир). Так, выдающаяся роль генетических познаний привела некоторых ученых к тому, что система общественных потребностей, шкала нравственных ценностей, вопросы о мире и войне, альтруизме и эгоизме, психике и интеллекте и даже культура, политика, а также настоящее и будущее человечества толкуются, исходя только из биологического. Мне в этой связи, например, вспоминается американец Александр Алланд (Alexander ALLAND), подтверждающий, что культура является продуктом биологического (1974, с.157), а также его соотечественник Рэнэ Дюбо (Rene DEBOUS), предполагающий, что социальные конфликты определяются природой человека (1970, с.157).

Лайонель Тайгер (Lionel TIGER) и Робин Фокс (Robin FOX) также обосновывают человеческое поведение генетической программой и подводят нас к выводу, что человек является лишь животным, несмотря на то, что он может иметь политическую власть и умеет соблюдать нравственные нормы (1975, с.40/41). Так, например, эти ученые уверены в том, что разделение труда между людьми мужского и женского пола обусловлено программой людей (1975, с.106/107), что история человечества имеет биологическую основу, что общественные отношения можно перенести в мир животных, что политические институты можно оценить как биологические (1985, с.41/42). Некоторые антропологи (Б.М. Агриль; В.М. AGRYLE, 1969, Э.Уилсон; E.WILSON, 1975) ищут основы нравственности в органической природе человека и приходят к выводу, что как идеалы, так и преступления человека предопределены в генах. При этом нормы нравственности ставятся в тесную зависимость от биологических и психических потребностей, что якобы способствует развитию или деградации нравственных принципов (Б.М.Эдель, В.М. EDEL; А.Эдель A.EDEL 1959, с.43).

Ставшее модным применение с разными целями психологических опросов у некоторых приводит к слепой вере во всесилие создателей этих опросов. Наилучшим примером является IQ-Test, опрос для определения степени интеллекта. Существуют сотни анкет подобных опросов, но мало кто из пользующихся этими анкетами интересуется их методологическими основами. Нередко эти опросы основываются на возвышении генетических факторов над социальными, и как часто из этого делаются решающие для индивидуального развития выводы, возмущающие серъезного ученого.

Но опаснее всего ничем недоказанные взгляды, говорящие о предопределяющей роли ген на уровне интеллектуального развития отдельных расс и социальных слоев (см. Б.А.Йензен; B.A.JENSEN 1972).

Тенденция к сокращению социального до уровня биологического является, по-моему, сомнительной крайностью в попытке приблизиться к сути человечества. Рядом с таким биологизмом существует и социологизм, переоценивание социального и небрежное отношение к биологическому.

1.4.1.2. Социальный аспект

Некоторые социологические восприятия человека понимают его как результат культуры, экономики и социального развития.

Органическое, данное от природы полностью подчиняется социальному, пассивно и без всякой относительной самостоятельности. Биологические корни социальных явлений игнорируются и диалектическое взаимодействие между биологическим и социальным почти полностью исключается из рассмотрения.

Одной из форм такого взгяда на человека было движение „антипсихиатрия", существующее в шестидесятые годы в Германии, идеологически поддержанное Гербертом Маркюзом (Herbert MARCUSE) и тесно связанное с левоэкстремистским движением, которое биологическую дезорганизацию деятельности мозга принимает патопсихологически не как болезнь, а как восстание против развращенного капиталистического общества.[1]

Под филисофо-антропологическим аспектом также можно найти мнения, сводящие специфику социальной среды почти полностью ко всему комплексу психических явлений и определяющие „настоящую" суть человека, исходя из умственного принципа. Человек рассматривается не как „недостаточное существо, а как умственноразвитое существо, не нуждающееся в инстинктах и в приспособлении к окружающей среде (Т.Литт; Th.LITT, 1976). Такой взгляд на человека подтверждается М. Шелером (M.SCHELER) „его ... отделение от органического, его свобода, его отделение ... от чар, от насилия, от зависимости от органического, от „жизни", от всего, что связано с жизнью (1962, с.38).

---

[1] Нужно отметить положительный аспект: представители антипсихиатрии выступали против мер репрессии и насилия в социальной психиатрии и подняли на новый уровень организации взаимопомощи

Итог: человек в своей сущности является духом.

Таким образом, он является и „zoon politicon“ - общественным существом (Аристотель), или, как считал А.ГЕЛЕН (A.GEHLEN, 1962, с.38) „по природе культурным существом“, перенимающим путем „социально-индивидуальной интеграции“ (Т.Шаррманн; T.SCHARMANN, 1959) социальные нормы поведения.

Описанную А. Геленом метаморфозу от природного к культурному существу нельзя понимать как ликвидацию существа природы „человек“, а как биологически обоснованное перемещение ценностей.

Под культурой в широком смысле я понимаю все социальные отношения, служащие развитию личности человека[1].

Человек является социокультурным существом, он живет и развивается как личность через социальные отношения с живущими рядом с ним людьми. С малых лет он находится в культурной среде и, сознательно или бессознательно, создаёт культуру. С точки зрения культурной антропологии человек является не только созданием культуры и в то же время творцом культуры (М. Ландманн; M.LANDMANN, 1961).

Опыт человечества показывает, что в зависимости от условий существования людей и от взаимодействия их умственных и материальных возможностей для проживания в этих условиях развивался образ жизни, имеющий свою особую культуру. На

---

[1] Сюда относятся созданные человеком прогрессивные духовные и материальные ценности, как например: научные познания, мировоззрения, религии, результаты художественного творчества, формы организации, учреждения и прочее, а также и картина о человеке и зависящие от неё практические, теоретические, нравственные и эстетические потребности и способности человека (субъективная культура), включая способ удовлетворения потребностей и присвоения ценностей

основе приспособления возникли культуры в многообразных формах и качествах, зависящие в своем проявлении от эпохи и региона. При развитии этих культур передаются в более или менее измененном виде традиции, обычаи и научные познания, взгляды на мир, эстетические мысли и др. Это происходит путем обучения, которое поддерживается воспитанием, причем от поколения к поколению накапливаются все больше фактов. Человек способен к накоплению знаний ушедших поколений, он способен к отбору, к упорядочению, к обогащению знаний. Это возможно, так как человек умеет мыслить, представлять себе положение вещей и записывать свои мысли на бумаге. Его обучение не связанно с непосредственным индивидуальным опытом, как это у животного. Человеку не надо начинать „с нуля", он может усвоить важный культурный опыт для жизни от своих предков. Таким образом, человек является частью истории и сам творит историю. **Как историческое существо** он является не „переводной картинкой" предыдущей культуры, а сам вносит продуктивный и инновативный вклад в развитиеж в рассмотрении прошлого и настоящего он смотрит в будущее. Он отдает себе отчет в своей истории.

Таким образом, он стоит в мире как „существующее", является частью мира и в то же время он находится в взаимодействии с миром; **он есть в мире, у него есть мир.**

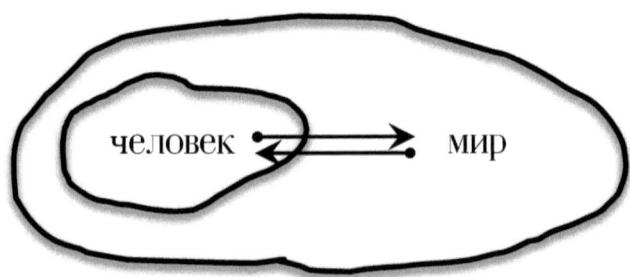

Рис.2   Человек в мире

„Историчность пронизывает всё, чем является человек и что он делает, а именно его поиски истины, его нравственные стремления и творение им культуры.“ Эта историчность отличается „сознательным планированием и свободным изображением происходящего ... Но более сознательное планирование предполагает постижение существующего из бытия как истинного и свободное изображение включает выбор существующего из бытия как положительного. “ (Й.Б.Лоц; J.B. LOTZ, 1967, с.133).

Человек не связан с природой таким же образом, как животное. В согласии с его биологической структурой он неопределен, не подогнан под специфический отрывок мира, он умеет делать из своей окружающей среды мир вещей, придавать предметам и явлениям значение и оценивать их, в большей степени, чем этого требуют его биологические потребности. У него есть мир, который он познает, который он использует для удовлетворения своих потребностей, в котором он мыслит в предкушении. Как часть мира человек сам может стать объектом рассмотрения. Он не только живет и переживает, он в состоянии, испытывать собственные переживания (Г.Плессер; H.PLESSER, 1965).

Все это является признаками разумного и условиями свободы человека. В связи с этим Г. Гердер (H.HERDER) говорил о человеке как о „первом выпущенном на свободу существе сотворения“ (1959). То обстоятельство, что человеческая жизнь не только связана с окружающей средой, привело многих представителей философской антропологии к мысли о том, что человек является существом с широкими интересами, открытым миру. Так, например, Портман (1959) называет человека „существом с широкими интересами и свободным в своих решениях". В.Трёгер (W.TRÖGER, 1986) видит в „открытости миру и самому себе" решающий отличительный признак человека, для Й. фон Юкскюля (J.v.UEXKULL, 1956) и В. Генца (W.HENZ, 1975) человек является открытым миру, а В. Арнольд (W.ARNOLD, 1969) основывает эту „открытость" тем, что человек имеет разные возможности для реализации своей деятельности.

На человека воздействуют органические и физиологические условия. Это естественно. Но становление человеком — это и „возвышение на уровень открытости благодаря разуму" (М. Шелер, M. SCHELER, 1962, с.40), это „призыв к ответственной деятельности" (Г.Рот; H. ROTH, 1971, с.136), к деятельности, отличающейся тем, что человек ставит перед собой цели, развивает мотивы, интересы (регулирование стимулов), ориентируется и готовит решения, разрабатывает программу действий (регулирование ориентации), он проводит эту программу в действие, обращая внимание на разные цели и пути к её достижению (регулирование исполнения) и проверяет результаты своей деятельности (контроль).

Русский ученый С.Рубинштейн в 1959 г. в книге „Основы общей психологии" подчеркивает пересечение этих фаз регулирования сознательной деятельности человека. Обоснованная „открытостью" человека возможность к деятельности приводит и к таким высказываниям, как: человек является „свободным от окружающей среды" (М.Шелер 1962, с.38) или „Никто не должен быть никому и ничему обязан" (Г.Рот 1971, с.129).
Я думаю, что в известном нам высказывании „Человеку нужна природа, а природа в нем не нуждается" содержано много истины, что должно было бы служить человеку примером.

Человек не только „подвержен множеству раздражений из необозримого поля неожиданностей, с которыми он должен справиться при помощи сознательного ориентирования и решений“ (Э.Вебер; E.WEBER 1979, с.15), но он также должен отдавать себе отчет в границах своей деятельности и своего существования. Уже сегодня поддаются учету изменения природы человеком и таким образом модификация его естественных основ жизни, охватываемые путем исследования хаоса.

Ценным я считаю высказывание Вольтера Брауна (W.BRAUN, 1989) о том, что немалое количество ученых-антропологов понимают „открытость“ человека как свойство человека, которое ему присуще, как субъективное состояние, а иногда даже как способность.

Как бы важно это не казалось, как бы это не было необходимо, решающим фактором является не то, что человек открывается миру, что он как „стоящий вне“ „противостоит“ миру и „приближается к нему“, а решающим является то, **что мир свойствен ему (что у него „есть“ мир), что он является частью целостности „мир“** и что он находится с ним в многообразных отношениях. „Это отношение бытия в мире открыто со всех сторон“ (В.Браун; W.BRAUN 1989, с. 89 след.). Такое отделение человеческого бытия от условий, в которых он объективно живет, сужает его существование на какое-то состояние, благодоря которому он кажется независимым. Если Р. Декарт (1944) со своим "cogito ergo sum": „я мыслю, следовательно, я существую“ подчеркивает субъективность человеческого мышления, то этим, в конце концов, также выражается уединение человека, сосредоточение на своем состоянии, за которое он ни перед кем не отвечает. Но не учит ли нас опыт анализа жизни нашего и прошлых поколений почитать Декарта как философского очеркиста, подхватить его познания, обогатить их и при этом что-то поставить „с головы на ноги“? Не связаны ли мышление и бытие диалектически, не нуждается ли мышление в материи мозга высокоразвитой нервной системы, а также в многообразных отношениях в мире? Макс Мюллер (M.MÜLLER) рассматривает человека не только в идентичности с самим собой, а в комплексной трехкратной идентичности: „в согласии человека с самим собой, с миром, с Богом“. Таким образом, можно прийти к тем трансценденциям, необходимым для существования человека, для того, чтобы человек имел возможность быть человеком (1980, с.63 след.).

Педагогическая антропология нуждается в понятии „быть в мире“ и при описании состояния человека, если она эстетически прогрессивно хочет изменить мир, она должна рассматривать **„Я“ в единстве с миром**. Только таким путем „Я“ может определить свое место в мире, узнать свою цену и цену других. Таким образом, существующий в мире человек, желающий найти самого себя, будет меньше уединяться, а трансцендировать свое „Я“, справляясь со своим взаимоотношением с миром.

Он чувствует себя свободным, когда он в природе и в обществе узнает обязательности, зависимости, регулярности и возможности самоосуществления, когда он их признает из собственного понимания, когда он может действовать по собственным, непринужденным решениям.

Тот, кто только накапливает знания и умения, но не оживляет их, как правило жалуется на свою несвободу.

Наши предыдущие знания и опыт действуют в голове как своего рода „критический страж“, признающий новые познания „ценными“ или уговаривающий их на смерть, если он считает их „неценным балластом". Одним из познаний человечества является то, что шанс быть действительно свободным для человека увеличивается тогда, когда признается **свобода инакомыслящих** и возрастает умение думать абстактно. В этом **смысле свобода** и **разум** неразрывно связаны между собой. Свобода всегда является процессом постоянной эмансипации и связана с разумом. Она всегда относительна и её, наверное, полностью никогда нельза постичь. Неврофизиологические, природные и социокультурные условия могут не только способствовать становлению свободного человека, но и препятствовать ему.

Всем интересующемуся человеку можно присудить право делать всё, что он хочет. Он бы тогда являлся „Lonely Western" („одинокий волк"), живущий без всяких запретов и границ, защищающий своё „Я" от всего остального мира, при чем он сам, закон и любое средство защиты ему кажется оправданным. Приближаться к этому мифу, многие уже сегодня понимают как „American way of life"("Американский образ жизни") . Но живущий в этом мире не считает себя центром Вселенной, он открывает свою свободу, реализуя возможности своего развития.

 Ему это удается тем лучше, чем больше он знает о мире и о цене предметов и явлений в мире. В реальной деятельности и в социальном взаимодействии человек усваивает нравственно ценные нормы, важность согласования которых с субъективно предвосхищенными, реализованными или невыполненными поступками он понимает. Эта способность и готовность сознательно переживать отклонения от нормы, понимать нравственно-эстетическую цену поступков и образов действия называется **совестью человека**. Понятия „надо", „хочу",

„можно" и „иметь право" часто решаются именно этой „инстанцией". Совесть может мотивировать и регулировать поступки и, таким образом, выражается в ответственности.

Ответственность — это отношение к людям и явлениям мира, это признавание необходимого и таким образом соответствующей деятельности по отношению к её реализации. Человек, видящий самого себя противопоставленным в своей идентичности с миром, в меньшей степени владеет совестью. Ему не хватает отношений с миром. Он лишь остается в постоянной заботе о самом себе. Любой человек знает, что такое субъективное состояние „забота", но если человек ориентирован только на самого себя, она может парализовать взять на себя ответственность.

Делая выводы для воспитания под философским и социально-антропологическим углом зрения, можно отметить:

Потребность в воспитании основывается в социальной сути живущего в мире человека. Человек нуждается в культурном образе жизни, в развитии своей речи, своего мышления, своей способности к критике, в готовности к инновациям, в развитии социальной ответственности и гуманности.

Он ставит перед собой цели и идеалы, определяет ценности и оценивает собственное и чужое поведение. Но он и сталкивается с ценностями других нравственных и эстетических категорий и с общественными нормами и санкциями, и он нуждается в опыте и поддержке другими людьми, чтобы соразмерно судить об этих ценностях.

Его эмоциональность и социальность нуждаются в более длительном сроке развития с помощью социокультурных

институтов. Он нуждается во взаимодействии с другими людьми, чтобы расти „по-человечески“, чтобы больше узнать о жизни и развивать свои специфические умения, как, например: восприятие, представление, интеллект, речь, общительность .

Особенно на первом году жизни важна привязанность к одному лицу, говорящему с ним, улыбающемуся ему, понимающему его, слушающему его, показывающему маленькому человечку чувства, ухаживающему за ним и играющему с ним.

Эта специфическая потребность в диалоге может, между прочим, удовлетворяться при помощи воспитания, так как воспитание, в первую очередь, является диалогом с целью лучшего общения с данной культурой.

Человек способен к этому диалогу, потому что его „бытие в мире“ основывается на многообразных отношениях с другими людьми, вещами, явлениями в мире. Он не только принимает данную ориентировку, необходимую для своей деятельности и для целесообразного обращения со своей свободой, он и способен вжиться в общественные объединения и принимать там действующие нормы, критически относится к ним и, если надо, изменить их.

1.4.1.3 Биосоциальный дуализм

Из того, что обсуждалось до сих пор, видно, что сегодняшнее познавание человека осуществляется прежде всего на двух уровнях: с одной стороны, в рамках медико-биологических наук и, с другой стороны, в процессе развития всего комплекса гуманитарных наук. Таким образом, объектом познавания является человеческий организм, как составная часть естественной популяции, который подвержен биологическим закономерностями, то личность, как часть социума, „функционирующая“ по социальным закономерностям. Такое оценивание человеоцениваниека очевиднее всего проявляется в двухфакторной теории, содержащей утверждение, что человеку свойственна двойственная (дуальная) природа, биологическая и социальная и они равноправны между собой.[1]

Так, например, основатель теории хромосом Монод выдвинул идею возникновения у человека негенетической информационной системы, исполняя рядом с ролью биологической передачи по наследству роль культурной передачи, понимая ее как передачу опыта от одного поколения другому при помощи воспитания (1970, с.100).

В психологии эта мысль о дуализме выделялась, например, Вильгельмом Вундтом (W.WUNDT), говорящем о „двойственной“ природе психологического, а также Ц.Кохом (Z.KOCH), утверждающим невозможность внутренней связи обоих аспектов (1970).
Эрих Фромм (E.FROMM) попытался преодолеть „отделение биологического от социального в человеке“, пытаясь доказать, что его подход не является ни биологическим, ни социологическим (1968, с.14).
Я считаю, что как биологические так и социологические познания о человеке вполне законны, но их надо видеть в своей

---

[1] Основоположником этой теории является француз Рене Декарт (1596-1650), отличающий „res extensa“, вещь внешнего от „res cognitas“ – вещи ума.

относительности. Пользуясь шизофреническим двойственным взглядом на человека, мы вряд ли дойдём до его сути.

Конечно, между биологическим и социальным есть определенные противоречия, но это не исключает наличие множества взаимоотношений, зависимостей и взаимной обусловленности между этими сторонами. Без знания биологической природы человека нельзя, например, создать современные производственные отношения. С другой стороны, мы все отчётливее видим, что социальное может вызвать стресс, аритмию и психосоматические ущемления организма. Необходимость всецельного оценивания человека Эрнст Майер (E.MAYR) выражает следующими словами: „Как только понятие эволюции начинает применяться по отношению к человеку, становится очевидно, что мы относимся к миру животных. Но нет более трагической ошибки, чем говорить о „homo" как „только о животном": Человек уникален в своем роде. Он отличается от всех других организмов многообразными особенностями, такими как: речь, традиция, культура и более длительным сроком физического развития и родительской заботы (1967, с.488).

Без учёта точки зрения диалекти мы вряд ли сможем понять характер происхождения человека от животного мира и уникальность его сути. Решение вопроса о сложном отношении координации, субординации и генезиса, биологического и социального, по-моему, лежит в рассмотрении обоих сторон как генетически и функционально связанных между собой уровней всецельной организации „человек".

Биологическое как хронологически первичное обусловливает социальное и в то же время является предпосылкой для регенерации социального. Оно необходимо, но недостаточно

51

для возникновения и функционирования социального. Человек свою социокультурную сущность приобретает только при условии действия определенных закономерностей в органическом мире, прежде всего он приобретает ее образом действия тех отношений, которые определяют его „бытие в мире“. Развитие человека происходит в сфере природы и в то же время не в сфере природы, а именно в социальной области. Вне социального сущность человека может развиться только фрагментарно в смысле биологических основ.

При таком подходе социальному можно присудить относительную независимость от биологического. Оно само становится необходимым условием своего дальнейшего существования, но полностью оно никогда не существует самостоятельно. Принцип всецельного рассмотрения человека при учете многообразия человеческой действительности может уберечь нас от ошибок. При этом мы должны отдавать себе отчет в том, что эту целостность мы можем понимать всегда лишь в своей сути, лишь в сближении к тому, чем она является на самом деле.

Путем биосоциального дуализма этого не достичь; и биосоциальное единство относительно сущности человека мне также кажется слишком ограниченным. Где же остаётся сам человек, само „Я“?

Началом всецельного оценивания человека я вижу диалектическую связь не менее трех элементов: наследства, окружающей среды и принимающего участие в этом отношении „Я“.

1.4.1.4. Диалектическое единство биологического, социального и самоопределения

Я считаю, что специфическое качество человека нельзя обосновывать лишь структурой многообразных взаимосвязанных и опредляющих сущностью человека характеристик со своими отношениями превосходства и подчинения взаимодействием человека и природы в любом варианте и с любой интенсивностью.

В результате этого „существование чсуществованиееловека в мире" что-то более, чем сказанное. Человек становится личностью, он отдает себе отчет в том, что он носитель целосного в самом себе. Он развивает самолюбие, он развивает самого себя, что в процессе самопознания включает моральное и такие черты характера, как например: уверенность в себе, самостоятельность, самообладание, самоответственность и другие качества; он принадлежит самому себе (Р.Гвардини; R.GUARDINI 1950, с.4) и вносит своё „"Я" в его специфическом виде и в его единичности в свое развитие.

Путем наблюдения за своими переживаниями, за своим мышлением и поступками, а также через собственную и чужую оценку он развивает картину о самом себе, приписывает себе роли, способности, знания и другое. Как живущее в мире существо он в то же время из тех отношений, в которых он живет, развивает идеальную картину своего существования.

Таким образом, к развитию самого себя, относится и стремление приблизиться к этой идеальной картине.

В интерактивных и коммуникативных отношениях с миром человек взаимодействует с действительностью, все лучше познает свои индивидуальные возможности, ему свойственна потребность в осуществлении этих возможностей.

Но такое „самостановление" не гарантировано a priori (само по себе). Оно подлежит опасности потерпоражениепеть поражение из-за неправильно понятого бескорыстия[1], из-за эгоизма, из-за переоценки своих сил или из-за самообмана, или же оно развивается из-за эгоцентрических интересов лишь в одном предопределенном направлении.

Настоящее самостановление — это значит, всю жизнь снова и снова учиться, с особой ответственностью создавать самого себя и окружающую среду, извлекая двустороннюю пользу. Это значит, что самоутверждающий человек находится не только в поисках кажущейся ценной действительности, но он также ищет свое место, своего задание в контексте той социальной структуры, в которой он живет. Он акцептирует участие других в управлении, так как он сам хочет принимать участие в управлении, он сам оказывает солидарность, так как он ожидает от других солидарности, необходимой для его собственного развития. Он принимает во внимание факты, которые другие считают ценными, сравнивает их со своими знаниями и опытом и развивается через собственную деятельность.[2] **Потребность человека в воспитании с этой точки зрения — это, с одной стороны, обучение, даяющее импульсы и, с другой стороны, обучение пользоваться собственным разумом для проверки явлений окружающей среды (как например: мышления,**

---

[1] Здесь я прежде всего подразумеваю самоотверженность, которая используется и злоупотребляется другими. Такое бескорыстие наносит вред тому, кто сам ведёт себя бескорыстно, не признавая при этом злоупотребление другими

[2] Деятельность здесь подразумевается как процесс реализации отношений между человеком и естественной социальной окружающей средой. Таким образом, она включает и умственный труд

научных высказываний, мировоззрений, позиций, поступков, установленных норм).

Эта потребность выражается и в желании усвоить знания, и в потребности получать помощь, чтобы соответственно с разумом действовать, а также в поисках возможностей и пространств для познавания самого себя, для любопытности, активности, самодеятельности и саморазвития.

У детей младшего возраста этот феномен часто связан с потребностью в чувстве безопасности и в любимом человеке. Это помогает ребенку в саморазвитии и бережет его от чувства одиночества и от пассивности.

Человек в единстве своего тела, души и разума (Х.Э.Хенгстенберг; H.HENGSTENBERG, 1960) при самостоятельном осуществлении своих индивидуальных возможностей в коммуникативных отношениях с миром (Й.Л.Ямрошник; JAMROSZCZYK 1978, с.49 след.) является способным к воспитанию. Он умеет накапливать опыт извлекать уроки, взвешивать, с возрастом вести себя более самостоятельно и ответственно и освободить себя от отрицательных зависимостей.

Я не хочу хвалить теорию трех факторов (наследственность - окружающая среда - сам человек), которая опять лишь может быть фрагментом. Но надо принять во внимание, что развивающееся в онтогенезисе специфическое качество человека давать себе отчет в самом себе и, таким образом, принимать участие в собственном развитии, является характерным признаком человека.

Самоопределение человека и внесение собственного „Я" в процесс развития личности являются относительно самостоятельными. Это говорит о том, что надо обращать внимание на богатство отношений между биологическим и социальным.

Воспитание является всецельным процессом взаимодействия целостных личностей.

1.5. Бессилие, всесилие и разум воспитания

Ввиду того, что мы уже знаем о человеке, делая выводы, я хочу еще раз задать вопрос, в какой степени человек подвергается изменению при помощи обучения и усвоения.

Можно ли игнорировать наследственность или можно ли „повлиять" на нее? Является ли окружающая среда „творцом" человека? Какую роль играет воспитание?

Уильям Штерн (W.STERN; 1927), развивая теорию конвергенции, считал, что душевное развитие является ни чистым выделением врожденных качеств, ни чистым принятием внешнего воздействия, а результатом конвергенции „внутренних дел" с внешними условиями развития.[1] Наследственность в его понимании — это предпосылка, находящая в окружающей среде, находящая свою реализацию при помощи воспитания. Это был яркий отказ от биосоциального дуализма, несмотря на то, что У. Штерн рассматривал биосоциальные отношения менее диалектно и более прямолинейно.

---

[1] Психолог по развитию ребёнка в этой связи говорит об эндогенных и экзогенных детерминированных моделях

Представления У. Штерн о соотношении наследственности и окружающей среды и об их диалектике образно можно представить себе следующим образом:

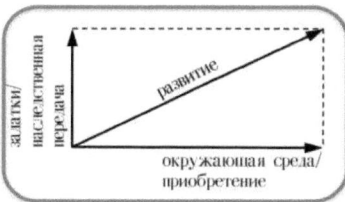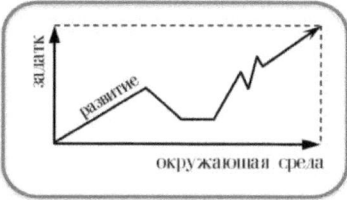

Развитие как следующие от устройства и окружающей среды (У. Штерн)

Развитие как процесс продвижения вперед в единстве преемственности и прерывности

Рис.3: Два представления о соотношении наследственности и окружающей среды

Хотя в обеих моделях уделяется внимание роли „Я", познания Штерна однако недвусмыслено направлены против педагогических пессимистов и оптимистов, из которых одни воспитанию никакого значения не придавали, а другие заявляли о нем как о „non plus ultra"- с лат.; „Недальше пределов; дальше некуда".

Педагогические пессимисты в основном делятся на два лагеря: на детерминистов и на индетерминистов. В понимании **детерминистов** развитие человека фактически предопределено и установлено. Так Артур Шопенгауэр (A.SCHOPENHAUER 1788-1860) как философский пессимист верит в неизменяемость характера человека. Ядром детерминистов являются „наследственные детерминисты" полностью отрицающие, что человек может влиять на свое развитие, утверждая, что с рождением человека его развитие определено наследственно (см. Б.А.Гезель; GESELL 1954). Но остается открытым вопрос, усваивает ли ребенок необходимые для поступления в школу психологические предпосылки прежде всего путём сознавания, в смысле развития заложенного образа поведения или же путем обучения благодоря активной деятельности в социокультурном окружении.

К другой крайности склонняются так называемые индетерминисты. Они верят в ограниченную, „обязательную" и поэтому „абсолютную" свободу человека. Это течение берёт начало в 30-е годы во французском экзистенциализме (особенно Ж.П.Сартр; J.P.SARTRE), из которого развились различные течения экзистенциальной философии. Они почти исключительно выступают за иррационализм, „и, таким образом, за возможное расширение нашего духовного мира" (О.Ф.Больнов; O.F.BOLLNOW 1957, с.93), чтобы на этой основе искать экзистенциальное решение. Человек понимается как эскиз и творение самого себя. „Я" превышается, чувство общности пропало, идеалы и социальные нормативы, необходимые для развития, утратили свою сущность. Человек как индивидуум не нуждается в взаимоотношениях с другими членами своего рода. Карл Ясперс (K.JASPERS 1883-1969) обобщил эту мысль в следующем предложении: „Но как социальное „Я", я не являюсь самим собой. " (1932, с.30). Движущая сила ощущения действительности в его понимании — это прежде всего страх.

Через страх человек понимает свое местонахождение в мире, т.е. через страх он испытывает опасность своего существования в мире (Щ.Ф.Больнов 1957), „непрочность своего существования" (Ясперс 1932), которое с самого начала определено смертью, от которой не удается уйти (М.Хайдеггер; M.HEIDEGGER 1930).

Отто Фридрих Больнов считал, что основа человека, то первоначальное, важное для воспитания человекасамо по себе непостижимо, уклоняется от любого воздействия. Человеческое существование не допускает предопределенное и прочное формирование, оно, наоборот, осуществляется в свободном самоопределении во все новых решениях (Щ.Ф.Больнов 1957). Индетерминисты пренебрегают тем опытом, что человек рядом с экзистенциальными решениями в мире, в котором он находится, также учится и что он также нуждается в воспитании, что как предопределенность, так и исключительная ориентация на самого себя не приводят к самоправным обучательным процессам и к настоящей свободе, а воздействуют парализующе на воспитательную уверенность и инициативу. Таким образом, детерминисты и индетерминисты одинаково бессильно противостоят друг другу.

Я думаю, что, независимо от того, какие условия мы рассматриваем, эти условия всегда только частично или косвенно могут определить психологическое развитие. Решающим фактором является активность, существующего в мире человек. Сами условия нельзя отождествлять с развитием: они представляют собой факторы, определяющие столкновение человека с миром. Что в этом процессе человек творит из себя, к кому он обращается за помощью, это определяет уровень его развития.

Но это решение отрицается представителями педагогического оптимизма. Они уверены во всесилии воспитания и в первую очередь они видят в человеке продукт воспитания. Значение внутренних условий (особенно генетического наследства), как важных предпосылок психического развития, недооценивается.

Та мысль, что новорожденный является „чистым листом“, который нужно заполнить, впервые встречается в „Theaitetos“, Теэтет (Платон), в диалоге о познании. Там Сократ (470-399 до н.э.) словами Платона (427-347 до н.э.) сравнивает душу человека с восковой доской, на которую можно нанести любые слепки (с.191). Аристотель (384-322 до н.э.) в книге „De animo“ о душе говорит как о доске, на которой еще ничего не написано (Альберт Великий; A.MAGNUS 1193-1280 с.4). Фома Аквинский (1225-1274) в „Thomas bon AQUINO“Summa theoligiae, „Сумма теологии“, ссылаясь на Аристотеля, говорит о „гладкой доске“, о tabula rasa „чистой доске“, которую надо еще исписать (1265б с.79).

Немецкий педагог Вольфганг Ратке (W.RATKE 1571-1635), современник и единомышленник своего соотечественника, астронома, математика и физика Иоганна Кеплера (J.KEPLER 1571-1630), итальянского физика Галилео Галилея (G.GALILEI 1564-1642) и основателя современной экспериментальной науки, английского философа Фрэнсиса Бэкона (F.BACON 1561-1626) в своём произведении „Erkenntnislehre“ (Учение о познании) описал разум как ровную, провереную, но не исписанную доску, на которой еще ничего не написано, но на которой можно написать много разных вещей (с.74). Он считал, что человек всё воспринимает своими органами чувств, передает возникшие образы разуму, который обрабатывает их (с.75 след.).

На этой познавательно-теоретической основе английский философ Джон Локк (J.LOCKE 1632-1704) обосновал сензуализм и рассмотрел воспитание как всеумеющую силу, которая создает большие различия между людьми. В продолжении этих мыслей французский материалист Гельвеций

(Johann Claude Adrien HELVETIUS 1715-1771), философ Просвещения, пришел к выводу: у всех людей одинаково хорошие основы интеллекта (1774а, с.91). Все зависит лишь от того, насколько можно развить эти начала путем тренеровок и перенести на более высокий уровень производительности, так как тем, кем человек является, он не рождается, а становится только путем воспитания (1774б с.391). Неодинаковость людей Гельвеций обосновал неравными историко-социальными условиями. Это мнение разделил Кондорсе (Marquis de Marie Jean Antoine CONDORCET 1743-1794), который в 1792-м году предложил французскому законодательному национальному собранию план воспитания, в результате которого для всех должны были быть достигнуты свобода, равенство и братство.

Но веру во всесилие воспитания можно встретить и в наши дни. Американский психолог и основатель бихевиоризма (психологии поведения) Джон Б. Уотсон (J.B. Watson 1878-1958) доверил силе „психо- и педотехники“ и в 1930 г. утверждал: „Дайте мне дюжину здоровых детей и собственный особый мир, в котором я их воспитываю! Я гарантирую, что я наугад выберу одного из них и воспитываю его представителем любой профессии, независимо от их талантов, склонностей, умения, наследства, рассы и предков“ (с.134).

Если Дж.Б. Уотсон свой педагогический оптимизм обосновывал психотехнически, то педагогическая эйфория начала XX в. в Советском Союзе имела совсем другие причины. Основываясь на толкование материалистической диалектики наследства и окружающей среды[1] и стремясь к развитию индивидуума в

---

[1] см. Энгельс «Диалектика природы» и Маркс/Энгельс «Немецкая идеология». **Разумное воспитание является оптимизирующим**, которое с полной ответственностью переводит реалистические условия воспитания, используя помощь и предложения, в осуществлённое воспитание, а это в

общественном контексте, немалое количество советских педагогов хотело внести вклад в построение нового, более справедливого, гуманного мира, который имеет свои основы во всестороннем понимании, в чувстве общности и в социальном мире. Но при педагогическом осуществлении этого идеала слишком большое количество педагогов стало только поучать из-за большой необразованной народной массы и из-за временно фанатической веры в абсолютную правильность собственных идеологических и политических принципов.

По мнению председателя Всероссийского центрального исполнительного комитета М.И. Калинина (1875-1946): „Воспитание — это определённое, целеустремлённое и систематическое воздействие на психологию воспитуемого, чтобы привить ему качества желательные воспитателю" …такая формулировка в общих чертах охватывает всё, что мы вкладываем в понятие воспитания, как-то: внедрение определённого мировоззрения, нравственности и правил человеческого общебытия, выработку определённых черт характера и воли, привычек и вкусов, развитие определённых физических свойств и т.п.

Когда в 30-х и 40-х гг. вся государственная власть принадлежала Сталину (1879-1953) и гуманистические идеалы пользовались в целях варварского партийного дирижизма, вот тогда и началась шизофрения в советском народном образовании.

По-моему мнению, сомнительный оборот действий, основанный на безграничном педагогическом оптимизме, происходит тогда, когда все развитие более или менее

свою очередь, приводит к новому опыту, служащему улучшению воспитательных практик

ограничивается внешним воздействием. Правильный тезис о социокультурной детерминации абсолютизируется и расширяется в теорию социальной среды, и эта социальная среда в фаталистическом образе понимается как неизменяющаяся.

Карл Ясперс (Karl Jaspers) в своих поздних философских познаниях о будущем человечества за восемь лет до своей смерти написал: „Пессимизм и оптимизм, оба без основания, оба недостаточны, в виде знаний являющиеся самообманом, как практика деятельности человека, являются отвлечением самого себя от задач человека" (1961, с. 336). Конечно, будучи педагогом, как можно чаще надо быть оптимистом. Но быть оптимистом, это недостаточно, всегда надо быть и реалистом.

Разумное воспитание считается с реальностью, оно не строит новые воздушные замки, оно не сдается. Оно отвечает на вопросы, касающие способностей к обучению и воспитанию, касающие возможностей обращения друг с другом, относясь к индивидууму и к конкретным обстоятельствам, обращая внимание на единство и содержащуюся в нем противоречивость биологии, окружающей среды и самоопределения.
Это включает и признание того факта, что при любом воспитании всегда остается (и должно остаться) что-то не поддающее воспитанию, свойственное только воспитаннику. Кто считает, что это познание является новым, тот ошибается. Ему не менее 200 лет. О нем говорил в своих „Педагогических лекциях" (1965) Иоганн Фридрих Гербарт (Johann Friedrich HERBART 1776-1841) : „Педагог должен попытаться выяснить, чего он может достичь, но он всегда должен быть готовым

вернуться к пределам разумных попыток, используя свои успешные наблюдения“.

2. РЕБЕНОК КАК СУБЪЕКТ СВОЕГО ВОСПИТАНИЯ

Какую цель я ставлю перед собой, работая над этой темой ?
Я хотел бы:

- чтобы вы смогли увидеть мир глазами детей,

- чтобы вы вновь задумались о собственном взгляде на профессию воспитателя,

- чтобы вы более активно занялись педагогическими проблемами.

В этой связи меня особенно интересуют 12-15-летние. Почему? Этот возраст — это так называемый „переходный возраст" (переход ребенка в состояние взрослого), „трудный возраст" или „критический возраст". В этом возрасте происходят всесторонние изменения на пути развития к взрослому человеку

- органические перемены
- эмоциональные перемены
- перемены в сознании, в интересах и социальных отношениях
- перемены в познавательной деятельности и в учебе.

Здесь можно наблюдать у подростков как определенную первоначальную растерянность относительно собственного тела, так и душевные и психические колебания в поисках самовыражения. Подростки бывают часто не в ладу сами с собой, подвержены изменениям настроения. Их интересы часто меняются, и в каждый интерес вкладывается много энергии. Молодые люди чаще думают о себе, строят жизненные планы, они многое переоценивают, склонны отрицать все, они иногда беспощадны, иногда фанатически справедливы, и у них немало страстных желаний. Подростки хотят больше знать и уметь и многому научиться, хотя они слишком горды, чтобы говорить об этом откровенно. То, что развивается в этом возрасте, имеет огромное значение в дальнейшей судьбе человека, как и в юношеском возрасте, так и во взрослой жизни.

Психологи (вособенности возрастные психологи) называют это состояние психо-физической дисгармонией в предпереходном возрасте (подробнее об этом см. у Р.Ёртера; R.OERTER 1980).

Я хотел бы рассмотреть этот возраст в педагогическом аспекте. Учитель с „намётанным глазом" может увидеть в ребенке многое, чего не увидят другие. Он может распознать душевное состояние ребенка, его внутренний мир, его опасения, надежды и желания. Учитель в состоянии войти в мир ребёнка.

2.1. Мир детей и их взгляд на вещи

Занятие с детьми — это что-то особенное. Его нельзя сравнить с работой мойщика машин, с измерением физических величин, с машинописью и прочим. Ближе к заниятию с детьми находятся такие виды деятельности, которые требуют взаимодействия и контактов с другими людьми. И при этом хороший менеджер, журналист или политик не всегда является хорошим воспитателем детей, так как он в основном ориентируется на мир взрослых. Он может изучить окружающих его людей с психологической точки зрения, понять их, помочь им решить их проблемы и т.д.

Но часто такие люди будучи родителями говорят своим детям: „Оставь меня в покое, у меня много дел и забот!“
Хороший учитель так не поступает. Он всегда готов прийти на помощь детям. Это его призвание.[1]

Разве у 12-ти или 15-летнего меньше забот чем у нас? Если бы мы наблюдали, какие проблемы волнуют ребенка в течение дня, мы смогли бы ежедневно пережить вместе с ним много драматических моментов.

Майк (13 лет) рассказал мне во время поклейки обоев в школьном клубе:
„Завтра у меня пять уроков, к каждому из которых я должен подготовится. На переменке я должен поменять диск на футболку, старое реле на редкую наклейку, а ту на часть телефонной трубки. После школы у меня полуторачасовое занятие по гитаре. Помимо этого я должен как можно быстрее попасть домой, и это по трассе для мотокросса, спуститься с высокой горы на своем велосипреде, и при этом остаться незамеченным. Мне попадёт, если я себя выдам, ведь мои родители мне запретили. Затем я как-то должен сделать домашнии задания, лучше всего, если никому не придется их проверять, в особенности моей матери.
Отцу я могу сказать: „Я уже все все выучил“. Так удобно и все довольны. Но если я принесу домой плохую отметку, он приходит в ярость и на меня посыпяться дополнительный задания.
Если же задать „разумный“ вопрос типа, почему сумма трех последовательных натуральных чисел всегда делится на 3 или что такое „внутритропическая зона конвергенции“, не нужно много делать, тебе всё объяснят. Главное кивать с пониманием, иначе все начнётся сначала“.

Для нас это мелочь, а для ребенка это слишком серьезно. Удивительно, родители и их дети, учителя и их ученики живут

---

[1] Я знаю, что есть учителя, у которых есть завышенные ожидания по отношению к своим детям, что приводит к большому стрессу этих детей. Эти учителя оказывают детям меньше внимания, чем своим ученикам в школе. Дети учителей должны всё успевать и делать безукоризненно. Родители не хотят позорится!

и работают вместе, они, кажется, хорошо знают друг друга, но у каждого свои проблемы. Мы не должны знать все о жизни другого человека. Нам неприятно, когда другие люди влезают нам в душу, но всё-таки желательно знать человека хорошо, чтобы понять, и, может быть, принять его взгляды. Только на этой основе можно начать поиски правильного пути решения проблем. У ребенка есть свой мир, свой опыт, свои надежды, опасения, цели, мечты, большие и маленькие тайны.

Как мы сможем приблизиться к тому миру человека, который называют душой?

Французский психолог Х.Валлон (H:WALLON, 1950) наблюдал, как ребенок проживал свое детство, а взрослый пытается понять этот период времени.

Возникает интересный вопрос: что более важно для понимания детства: точка зрения взрослого или точка зрения ребенка (Ф.Лавров. О.Лаврова; A. LAVROV, O. LAVROVA 1972, с.86)? Из этого можно сделать два разных вывода:

Первый: ребёнок рождается, чтобы стать взрослым. Он подражает взрослому, хочет делать много того, что делают взрослые. Значит, мы, взрослые, должны создавать условия, чтобы ребенок смог стать взрослым как можно раньше.

Детство — это шаг на пути развития к взрослому человеку. И что только не приходит детям в голову? Этому надо своевременно противодействовать.

Второй вывод: у ребенка особая психика, которая в ходе развития сильно изменяется. Ребенок не просто меньше нас, но и, давая ему качественную оценку, надо сказать, что он не менее смышлён чем мы, он совсем другой. Понять это для взрослых иногда трудно. Я думаю: если учитель не освободится от представлений взрослых о детях, он сделает много ошибок в своей работе с детьми.

Вот один из таких примеров:

Учительница 8-го класса, посоветовавшись с учениками, решила прегласить инженера-разработчика с месного предприятия электронной промышлености с целью ознакомления с концепцией работы.

Всем эта идея понравилась: для учительницы это было необходимо, для учеников важно.

Инженером-разработчиком была 37-летняя активная женщина с большим опытом работы, современно одетая, с незамысловатой речью, у которой было двое детей в пятом и седьмом классе. Ее задача была наглядно передать образы и проблемы трудового мира.

Что же происходило в классе?

Ученики, в особенности юныши, хихикали весь урок, шушукались, бросались скомкаными бумажками, и это все несмотря на интерес к предмету.

Учительница в течение 45 минут бросала гневные взгляды на аудиторию и злилась.

Что же послужило причиной этого неожиданного невежливого поведения?

Я хочу растолковать это объективно: у молодой женщины объём груди был больше европейских стандартов. Это ошибка? Определенно нет. В мире взрослого человека к этому относятся нормально.

Но в классе были 14-летниий юноши. Для них этот феномен был чем-то необычным, вызывающим интерес и веселье. Своими фантазиями и ассоциациями каждый ученик должен был непременно поделиться со своим соседом по парте.

В одном из мною перехваченной в полете записке было написно следующее предупреждение: „Запрещается стоять под подвешенным грузом".

Это креативность или просто злобная выходка?

Роковым было то, что ученики знали, что поступают неправильно. Они ничего плохого не думали о приглашенной гостье и с уважение относились к ее работе. Они считали её объяснения важными. Но они не могли сдерживать свой смех. Вывод таков: даже если что-то растолковывать ребенку как взрослому, нужно не забывать, что он не всегда будет понимать это как взрослый и реагировать соответсвенно.

А как должна была поступить учительница? Что ей нужно было бы сделать после урока? У вас найдутся предложения по решению проблемы во избежание подобной ситуации?

Для того, чтобы воспитание было успешным, надо выяснить, вместе с кем ты открываешь мир.

Мы должны знать, что происходит в голове ученика, когда ему говорим „Смотри!“. Может быть, он лишь смотрит в учебник, делая вид, что ему интересно, а его мысли всё ещё заняты интересным событием вчерашнего дня.

Какие эмоции вызывает у ученика наше требование „Выполни задание!“? Думаете ли вы, что после этого требования каждый ученик объязательно захочет выполнить его добросовестно? Или: как ученик реагирует на наше слово „Подумай!“?

 Я не говорю, что дети соверешнно не думают, когда мы их призываем к этому или что они не могут сосредоточиться, но мы этого не должны исключать. Конечно, при этом существуют различия в зависимости от возраста подростков.

Независимо от возраста дети в определенных вещах определенно отличаются от взрослых. Так, например, они реагируют с повышенной эмоциональностью. Так называемый „хвалёный“ рационализм взрослых не редко сталкивается с непосредственностью и импульсивностью детей. По мнению взрослых многое должно быстро работать и измениться.

Однако дети руководствуются чаще всего не разумом, а чувствами.

С точки зрения своего опыта французский писатель Р.Ролланд (R.ROLLAND) оценивает этот феномен положительно: „Разум мышления ничего не значит без разума сердца. И она ничего не значит без здравого смысла". (1966, с.130).

Подростки думают по-другому, чем мы.

Они ориентируются большей частью на наглядно-конкретное и только постепенно приближаются к логично-абстрактному. Позже они развивают в себе основы диалектического способа мышления, которое обусловлено обучением в школе. Но это мышление в различных отношениях, учитывая противоречивые явления, для подростков иногда неудобно, неприятно. Они больше любят решительные, абсолютные оценки.

Объективно мир так не работает, но мышление детей работает именно так!

12-15-летние не поступают как взрослые. Они более независимые чем мы и только начинают осознавать и понимать трудные правила существования в обществе: нормы морали, права, обязанности, множество условностей, которым должен подчиняться человек в современном обществе.

Все это ограничивает первоначальную свободу детей. Благополучие вернется только с благоразумием:

12-летний Эндрю писал в своём сочинении: „Я не перехожу через газон, так как я даю возможность траве расти".

Слова 14-летней Лизы заставляют нас задуматься: „Я стараюсь осознанно подходить к экологии, потому что тогда природа позволит мне дольше жить".

Я мог бы привести еще другие примеры.

Но на это благоразумие не всегда приходится рассчитывать. Для его развития нужно время и его надо поддерживать. Многое из того, что делают дети, мы взрослые рассматриваем как „аморальное, анархическое". Но дети это воспринимают не так. Если это факт оставить без внимания, то мы недалеки от снобизма и эгоизма взрослых. Бороться против таких явлений, это не значит одобрение всяких поступков детей, но это связано с тем, чтобы дать детям соответствующие возможности, принимать или отвергать нормы.

Дети не „хуже" взрослых, они также не глупее их или незначительнее их. В некоторых отношениях они превосходят нас, в других — мы их.

Если мы завоевали доверие детей, если мы можем войти в мир детей, тогда мы сможем многому у них научиться.

Подумайте о своем детстве! Разве Вы как ребенок не были живее, веселее, с более богатой душой, с более открытым сердцем и более симпатичны?

Вы помните луг, улицу, поле, где Вы играли, дерево, на котором Вы что-то спрятали, любимую игрушку? Все это для Вас было очень важно. За это Вы боролись, это Вы берегли как зеницу ока. Но, конечно, мы об этом сейчас не говорим. Этому мешает наша гордость: мы же взрослые. Что же подумают о нас другие? Вот опять этот рационализм, который нас, кажется, делает „неприкосновенными" и в то же время душевно обедняет.

Польский гуманист, врач и педагог Януш Корчак (J. KORCZAK) заметил: „Ребенок превосходит нас в силе чувств. В области интеллекта он равен нам, ему только не хватает опыта". И дальше: „В мышлении взрослых представления бледнеют, чувства слабеют, они точно покрыты пылью. Дети же думают сердцем, а не умом". (1975, с.130).

Я думаю, что нельзя на ребенка смотреть с высоты, а чаще обращаться с ним как с равным. Вы это считаете преувеличением?

Тогда хотя бы пойдете с ребенком на компромисс, уважайте друг друга!

Дети живут сейчас, сегодня!
Это реальная жизнь, а не только „подготовка к будущему“. Слова родителей „Это будет позже, это ты узнаешь в будущем“, как дети их должны понимать, как соблазн, успокоение, утешение или даже как угрозу?
10-ти или 11-ти летние не смотрят вперед, в будущее. Они живут сейчас и мы должны уважать их право на сегодняшний день.
Было бы плохо лишать подростков настоящего ради будущих дел, опыт учит нас защищать детей от последствий необратимых чрезмерных требований. Иное дело, если дети этого сами хотят.
Мы как воспитатели должны стремиться к тому, чтобы в разумных границах дать детям как можно больше возможностей наслаждаться детством. Чем содержательнее было детство, тем больше ребенок может внести в процесс развития взрослого человека.

Человек считает себя счастливым, если он имеет возможность удовлетворять свои потребности в развлечениях, в наслаждениях. (Ю. Азаров, с.42) Так, например, подростки жаждают узнать о природе различных явлений. Возможное временное отрицание школы вызвано другими причинами как, например, социальные конфликты, учебные методы, недовольство миром и самим собой и др.

Чем подробнее дети рассматривают окружающий мир, тем обшиднее и труднее будут отношения с естественной и общественной окружающей средой. 12-15-летние ждут советов взрослых, своих родителей и учителей, но они этого не просят. Для этого они слишком уверены в себе. Подростки не хотят ни баловства, ни строгого режима.

Если, например, ученику задают так много домашних заданий и у него не остается времени проводить время вместе с друзьями или ему позволенно видеться с товарищами только после выполненных уроков,тогда, наверное, взрослый совершенно не понимает, что именно общение с друзьями может быть „главным воспитателем" подростков.

Для ученика важны парк по близости, река, маленький пруд, спортплощадка, где играют в футбол, может быть прогулки по городу, все это для него что-то значит. Это его мир, здесь он развивает фантазию, здесь он мечтает, переживает приключения, узнает многое о природе и о людях, о хороших и плохих сторонах жизни.

Конечно ученик должен быть в состоянии решать задачи с чувством долга и умением сосредоточиться. Но этого мы как учителя, только достигнем, если соединим воспитание ученика с жизнью, которая доставляет ему удовольствие, к которой он стремится и которая становится самым важным условием развития. Таким образом ученик является субъектом своего воспитания и задача учителя состоит в том, чтобы помогать ученику усваивать знания и развиваться как личность. Эта поддержка проявляется прежде всего в способности вместе с учениками устроить их жизнь и наполнить жизнь деятельностью, которая соответствует способностям, умениям и навыкам учеников.

Без деятельности не развиваются характер, способности, темперамент, самопознание и ориентирование на духовные ценности. Все эти свойства, психическое состояние и процессы изменяются учеником под влиянием его окружения при помощи воспитания.

2.2 Что такое „воспитание"?

Понятие „воспитание" веками употреблялось как будничное понятие.

Оно подвергалось и подвергается разным интерпретациям, имело разное содержание. Некоторые люди злоупотребляли этим понятием и считали его отжившим, другие считали его обязательным для человеческой жизни.

Определения воспитания не существует, есть разные точки зрения ученых относительно этого понятия. Эти позиции основываются на теориях и моделях и поэтому они чаще всего трудно доступны. Педагогические термины, как термины во всех эмпирических науках, не всегда однозначны.

У некоторых людей понятие „воспитание" вызывает такие односторонние ассоциации как „быть послушным"-„слушаться", „быть дисциплинированным и порядочным" или как послушание, которого можно достигнуть „целеустремленным, планомерным влиянием". (см. М.Шарлах; M.SCHARLACH 1991).

Некоторые математики, естествоиспытатели и техники как гордые „непедагоги" совершенно отрицают смысл воспитания и отдают преимущество образованию, как передаче знаний, утверждают: с увеличением знаний и на довольно высоком уровне знаний человек сам развивается.

Здесь необходимо задать несколько вопросов: о каких знаниях идет речь? В каких областях должен развиваться человек? В каком направлении идет это развитие? Как проверить эти знания на практике? Может ли специалист помочь осуществить гуманистические идеалы? И что случится, если человек совсем не хочет усваивать эти знания?

Если даже понятие „образование" в будничном и политическом словоупотреблении часто употребляется не в научном контексте и во всех связях: надо сначала разграничить это понятие от чистой передачи знаний, квалификации или обучения.

Слово „образование" сегодня отличается от его настоящего, первоначального значения. Экономика в области образования, технология в области образования, стратегия образования, исследования в области образования и политика в области образования имеют определенное отношение к экономическим, социологическим, количественным и технологическим понятиям, но не к образованию в антропологическом, существенном понимании. (Р.Шварц; R.SCHWARZ 1973, с.21).

С позиции соотношения самопознания и познания предметов и, принимая во внимание соответственные изменения, В.Клафки рассматривает образование как „двойное освоение" постоянно учащегося и действующего человека: человеку открывается действительность „в категориях", тем самым он благодаря пониманию, опыту и переживанию открывается действительности. (1967, см. Вебер 1969, с.80).[1]

---

[1] Рядом с категориальной позицией необходимо обратить внимание на содержание материального, формального, (функционального и методического), а также диалогического образования

В антропологическом смысле я понимаю образование как процесс поисков смысла, ориентирования в самом себе и в мире. Исходя из самоопределения и определения окружающего мира, образование является наполнением смысла, реализацией бытия и решением для мира. Образование — это значит открывать и истолковывать содержания, при этом обладающий знаниями человек развивает в себе совесть на основе этих знаний и опыта.

Образование не является чистым накоплением знаний. „Образованным считается тот человек, который имеет то, что ему нужно для своего окружения". (Ф.Хеббель; F.HEBBEL c. 2267).

Тот, кто усваивает знания, учится понимать себя и мир. Он это делает самостоятельно и при поддержке воспитания.

Что же такое воспитание?
Значение слова „воспитание" („Erziehung") в контексте действий, мышления и речи людей развивался в ходе истории: с позиции этимологии нельзя абстрактно определить слово „Erziehung ".

Префикс „er-" в немецком языке когда-то значил „вы-", „из-". Этот префикс служил для того, чтобы глагол в своем значении мог выражать начало или конец состояния, движение из глубины в высоту, усиление действия, а также запечатление. Глагол „ziehen" можно понимать в физико-техническом смысле как однообразное движение к цели, в смысле „выращивать", „дать развертываться". В латинском языке „educare" („воспитывать") значит „растить в душевно-умственном смысле", „выкармливать", („educere" - тянуть вверх, „erudire" - развивать).

В каждом из значений имеется в виду: начальное состояние связано с воздействием, воздействие связано с результатом.

2.2.1. Типичные взгляды на воспитание

Если рассмотреть, как люди понимали воспитание в разные эпохи истории человечества, бросаются в глаза будничные представления о воспитании, которые позже в той или иной форме стали элементами научных теорий. (см. напр. Ф.В.Крон; F.W. KRON 1989, с. 173 след.).

Некоторые из таких типичных точек зрения, которые, как переданный или приобретенный опыт, определяют (рядом с другими факторами) наше педагогическое мышление и педагогический подход.

Воспитание как руководство

Это, наверное, старейшая притча. Руководители, руководимые, а также увлечённые существуют с того времени, когда возникло человечество.

Даже в мире животных можно заметить группировку высоко развитых животных вокруг одного животного (так называемого вожака - „Alpha-Tier"). Его признают другие члены группы как самое сильное и опытное животное. Таким образом, существуют целые иерархии начальства и подчинения, необходимыми для жизни и выживания.

Человек как наиболее развитое живое существо перенимал, изменял и расширял эти иерархии (например, до сегодняшнего дня в экономической, государственной и оборонительной системе современного общества существуют старейшины родов, матриархиат, патриархиат, а также отношения руководитель - подчиненный). Всегда, когда мы признаем более опытного, знающего или способного человека как авторитет, мы не будем отказываться от его руководства: маленький ребенок хватается за руку мамы, так как доверяет ей. Мы ездим поездом, совершаем поездки на пароходах, летаем на самолете, мы считаем нормальным, полагаться на людей, которые управляют этими видами транспорта.

Мы выбираем председателей партий и министров и позволяем им руководить нами.

В социальном соотношении между руководящим и руководимым преимущество отдают руководящим (Х.Р.Люккерт; H.R. LUECKERT, 1970). Этот факт, „быть более важным, ценным", следует не только из общепризнанной компетентности и личной безупречности, но и иногда из благоговейного, легковерного, разочарованного подчинения людей наследственному социальному положению, какому-то ведомству или „диктатуре денег".

Руководство — это часть социального компонента человеческой жизни: оно может стать стимулом, может мотивировать, если оно допускает обсуждение, подлежит контролю, если его можно критиковать и, если нужно, ликвидировать. Руководство должно всегда быть доступно контролю, так как руководство может стать средством злоупотребления власти и насилия.

Тот, кто ссылается на традиции и служебные инструкции, кто ставит „социальное различие" выше норм и правил или кто ставит личное влияние выше компетентности, тот может руководить, но с каким нравственным правом?

Конечно, всякое руководство следует из внутренного или внешнего поручения, но это поручение должно быть совместимо с совестью и гуманистическими позициями! Кажется, как будто человек может довести собственный род до гибели или дать другим привести человеческий род к уничтожению.

Если, например, нужное педагогическое руководство находится под сильным влиянием сомнительного политического руководства в такой степени, что воспитательная деятельность все более направляется по определенным руслам, тогда это может привести к сужению или даже к утрате творчества и самоосуществления учителей и учеников.

В педагогическом соотношении между руководителем и руководимым может выразиться с одной стороны господство и власть, психический и душевный соблазн и эксплуатация подростков, а с другой стороны полезный авторитет, симпатия и планомерная помощь.

Так Петер Петерсен понимал под педагогической ситуацией „круг жизни" подростков вокруг руководителя. Этот круг дети и подростки оформляют вместе с руководителем, каждый из них должен действовать как „личность" (1963; с.20).

Настоящее воспитание всегда начинается с освобождения и защиты воспитанника от угнетения.

„Антропологическая разница" - преимущество воспитателя относительно опыта, умений и человеческой зрелости по сравнению с воспитанником, основное условие для воспитания, и было бы желательно, если эта разница приводила бы к **„двойной антропологической разнице"**: Тот педагог на самом деле хороший, ученики которого в некоторых областях словно более квалифицированны и превосходят учителя и учитель сам может доверяться руководству своих учеников.

Воспитание как „формование"

Этот взгляд происходит от понимания воспитания, которое часто можно встретить в разных эпохах европейской истории мышления.

Каждый подросток рассматривается как „tabula rasa" („чистая доска"); и воспитатель может формировать его в разных направлениях под влиянием многообразных интуиций. Воспитатель становится ремесленником и художником, который трудится над пластикой „воспитанник" по своим представлениям. Предполагается, что „материал" можно образовать, оформить, и что „материал" не сломается в ходе процедуры такого воспитания.

Этнологические, биологические и психологические основы такого „оформления" человека можно найти в теориях о „импринтинге": например в теориях К.Лоренца 1965, Х.Томэ (1972) и Б.Чанца (1980).

„Через планомерное применение правильных методов, при достаточном терпении и достаточном знании материала в конечном счёте будет достигнут желаемый результат. Простыми словами:

Воспитание — это обработка, если понимать под этим понятием такую целенаправленную деятельность, успех которой зависит от воли человека". (О.Ф.Больнов; O.F.BOLLNOW 1959, с. 17).

Воспитание как „управление и строгая дисциплина"

Один из самых известных представителей этого направления немецкий педагог Йоганн Фридрих Гербарт (Johann Friedrich HERBART; 1776 - 1841). Он рассматривал руководство как необходимую первую ступень строгой дисциплины, морального поведения и он признал единство усвоения учебного материала и нравственного воспитания на занятиях.

Занятия как организованное обучение и организованная учёба включают в себя „внутреннее нравственное формирование", формирование материи, воли, интересов и других позиций. Чтобы дети учились добровольно, их, по мнению Гербарта, надо делать способными вести себя дисциплинированно, порядочно и внимательно. Этот процесс требует постоянного, последовательного руководства и контроля.

Такое „управление" создание определённого порядка для самоосуществления подростка, при этом оно не должно влиять на разум ребенка" (Й.Ф. Гербарт; J.F.HERBART 1959, с.48), не должно сломить ребенка и препятствовать ребенку в нравственном развитии.

Такое ограничение понятия воспитания на момент порядка (это ограничение объясняется общественным и личным опытом его времени) можно найти в произведениях И.Канта: „Под воспитанием на ряду с образованием мы понимаем уход (питание, развлечение), строгую дисциплину и наставление" (1803, с.697). Кант, под влиянием идей Просвещения, понимает познавающий субъект как свободную личность, но он остается верным традициям морали. Для Канта важно не только поведение, зависимое от условностей, для него имеют значение начало и результат воспитания, ценности в форме норм и принципов, в смысле его „царства необходимости и благоразумия“.

Вопрос, что должен понимать подросток и как он должен себя классифицировать, всегда зависел и зависит от конкретно, исторических общественных и личных условий. Так под постулатом „социального космоса“, от Бога и разных социальных слоев до подданного, развивалось понимание „подчинения телом и душой“. Особенно резко это выражается у прусского государственного служащего, эвангелического теолога и педагога А.Х.Франке, (A.H.FRANKE 1663-1727) который полагал, что как можно раньше надо сломить волю детей, чтобы они смогли сосредоточить свои силы на службу государства и церкви. Франке был самый знаменитый педагог, представитель учения благочестия и основал в Пруссии сословные школы (школа бедных, школа граждан, гимназия и педагогиум как заведение воспитания для богатых и дворянских слоев).

Исходя из „испорченности человеческой натуры“, он необыкновенно строгой дисциплиной хотел воспитать детей „настоящей набожности“ и „активного милосердия“. Франке ввел в свои школы те новые предметы и знания, которых требовало общество его времени. Так, например, там занимались естественными науками, искусством и практической деятельностью ремесла.

Подчинение ребенка, похоже на стиль казарменного двора из времен немецкого кайзера Вилгельма II, внесло немалый вклад в дискредитацию понятия „воспитание". И мы не должны думать, что это всего лишь история. Некоторые тоталитарные государства и сегодня пользуются фрагментами этого взгляда на воспитание, кадетские школы и частные учреждения „отшлифовывать" своих воспитанников.

Но разве подросток в наше время ничего не должен признавать? Ему не нужна дисциплина? Не всегда ли учитель в какой-то форме „правит"? Я считаю, что при ответе на эти вопросы нельзя только исходить не из негативной антропологии детей и подростков.

Воспитание как приспособление

Прежде всего обосновывается психологическими и социологическими теориями и выражается в целенаправленном влиянии на поведение воспитанников.

Разные теории об учёбе (см. напр. Скиннер, Павлов, Ц.Л.Хулл, Э.Р. Гутри; SKINNER, I.PAWLOW, C. HULL, R. GUTHRIE) исходят в главном из того, что поведение человека в обществе можно изменять позитивными и негативными санкциями, что можно управлять этим поведением и дать ему направление. Воспитание в этом смысле — это приспосабливание к ценностям, в форме норм, принципов и правил, определенных обществом, группой или семьей. Эти нормы, принципы и правила принимают за прочные установки, не подлежащие оспариванию. Такой подход к воспитанию выражается в разговорах между родителями и детьми: „В нашей семье всегда так поступали , и точка!" или „Только не вызвать неудовольствия, так лучше всего справиться в любой жизненной ситуации!"

Структурно-функциональные социологические теории ролей (см. напр. Т.Р.Сарбин, Р.Б.Кателл; T.R.SARBIN, R.B. CATELL) работают примерно в том же направлении.

При этом исходят из того, что на мотивацию и волю, на мнения и ожидания можно влиять с помощью „социологических методов“, и что личность научится истолковывать „свою роль“ в определенной социальной группе или в обществе и сможет реализовать эту роль.

Воспитание здесь ограничивают намеренным, частично вынужденным принятием роли, определенной другими. У латинского девиза „Nosce te ipsum!“ („Познай самого себя!“) здесь мало шансов.

Совсем по-другому надо понимать теорию Платона „приспосабливание при помощи собственной ответственности“ (1958). В этой теории признают, что подросток имеет право и способность привыкать к разным точкам зрения, обнаруживать ценности, открыться благоразумию и найти свое место в часто противоречивых естественных и социальных отношениях.

Воспитание — это значить „тянуть“

Это понятие, как и выше описанные теории воспитания, многозначное понятие.

Под этим в зависимости от исторической ситуации и от нравственного притязания воспитателя можно понимать:

- „тянуть“ как выражение власти более сильного
  (в умственном, физическом или юридическом отношениях) над слабым, которого придется воспитывать при помощи дисциплины и порядка

- Понимание важности доведения воспитанника до представлений о ценностях и ожиданий, значит приспосабливание

- понимание Платона, тянуть человека „из тьмы??? в свет", в мир правды, познания и употребления разума.

Платон (PLATON; 427-347 до н.э.) использует в своем труде „Politeia" („Государство") знакомую притчу об отрезанных от мира пещерных людях, которые чувствуют себя в безопасности в своем мире. Этот мир истолковали и построили по силуэтам, которые возникли при помощи проекции на вещи и явления внешнего мира.

Педагог („paidagogos") тянет этих людей вверх в настоящий мир, освобождает их из ограниченного существования в пещере, из связанного с этим бытием незнания и он дает им возможность, учиться „ходить прямолинейно" (И.Кант), расширить поле зрения и наблюдать за явлениями.

При этом педагог осведомлен о страхе и сопротивлении людей, которые не хотят покинуть свой прежний мир и он иногда оказывает небольшое давление на них, чтобы они не свернули с пути к правде.

Педагог в понимании Платона действует по собственной инициативе при условии, что он признает за человеком необходимость в воспитании, способность быть образованным и стремление к сознанию, пониманию и благоразумию. Платон верит в возможность эмансипации человека и видит конечную цель всего воспитания в самовоспитании, в самосознании и сознании окружающего мира и связанным с этим осуществлении жизненных планов человека.

„Рассмотрение идей, понимание сущности вещей дает настоящие знания о человеческой жизни, об об ществе и государстве" (Вейншток; H.WEINSTOCK 1936, с.9).

В человеческой душе только тогда настанут порядок и спокойствие, когда разум будет господствовать над мужеством, и оба — над инстинктом.

„Три части души": разумное (мудрость), мужественное (храбрость) и жадность (умеренность) по мнению Платона соответствуют разным сословиям в государстве: „правящему сословию философов", „военному сословию сторожей" и „кормящему сословию крестьян и ремесленников", производящие материальные блага.

Этот идеал государства, напоминающий египетскую систему каст, разбился об реальность афинского рабовладельческого строя, поэтому Платон развил в своих „Законах" политические и педагогические теории, которые были приспособлены к реальным возможностям его времени. Его теории частично использовались разными общественными силами, чтобы обосновать воспитание государством и для государства.

Воспитание в понимании Платон никогда не было самоцель, но прежде всего воспитание он понимал в его функции передачи и усвоении ценностей воспитанниками. Воспитание должно быть обязаным не определенному государству, а правде.

Воспитание — это значит „дать расти"

это в каком-то смысле значит „тянуть",   правда больше „отодвигать от вредных влияний окружающего мира".

Эта теория вытекает из опыта ограничительного воздействия абсолютистских феодальных господствующих систем на развитие личности, она направлена против церковных догм и воззрений, происходящих из метафизики 17-ого века, ссылается на античные представления об образовании человека и направлена на силу разума: ясность в представлениях, свободное от предрассудков старание к сознанию, действия на собственное благо и на благо других. Один из самых известных мыслителей эпохи „Просвещения" о людях со скрытыми в них силами был Жан Жак Руссо (Jean Jaques ROUSSEAU, 1712-1778). Он пришел к следующему выводу: **человек по натуре добрый, окружающий мир делает его злым.**

Жизнь — это ремесло, которому я хочу научить человека. Когда он покидает меня, он не становится ни чиновником, ни солдатом, ни священником, в первую очередь он становится человеком"... (1963, с.99) и оттуда найдет место в обществе и отношение к обществу.

Будучи увереным в том, что воспитание всегда находится под влиянием общественных обстоятельств и в конечном счете служит государству для его сохранения и развития. Руссо пришел к выводу, что пока можно коррумпировать общество и пока общество не дает человеку развиваться и делать добро, воспитание должно осуществляться под защитой, отдалённой от общества.

Из своего опыта Руссо узнал, что надо не доверять государству, которое не может реализовать „Liberte" (свободу)- „Egalite" (равенство) и „Fraternite" (братство) и надо как можно глубже уйти в **„педагогическую эмиграцию"** с подрастающим поколением.

Таким образом Руссо в своем воспитательном романе „Emile" (1762) большое значение придавал педагогической деятельности: „Всё то, что нам не достает при рождении и что нам нужно как взрослым, даётся нам воспитанием" (1875).

Это воспитание должно предотвращать всё то, что каким-либо образом оказывает отрицательное влияние на ребенка и мешает его натуре. Обычный человек дойдет собственными силами до намеченной цели.

Эта позиция в определенном смысле соответствует идеям Аристотеля, который видит в „paideia"[1] („образование как наука") раскрытие счастья каждого отдельного человека и понимает „paideia", как участника в осуществлении возможностей с помощью внутренних сил, как помощника завершения, как помощь самораскрытию. Источник познания— опыт (1952).

Но есть разница между позициями Аристотеля и Руссо: Аристотель считает приучение и поучение основными составными частями педагогического действия, Руссо же ради обережения строит „стену" вокруг подростка, давая ему расти из самого себя, поощряя внутреннее развитие и внутренние способности, принимая во внимание потребности и реакции, сущность подростка, не мешая „органическому процессу".

Всё, что надо делать, это доверять естественной силе ребенка и „предотвращать, чтобы что-то было сделано" (1963, с.115). Воспитанник должен получить воспитание, которое исходит „из природы и от людей или вещей" (1963, с.109). Таким способом воспитатель может пробудить в детях эмоциональные, волевые и мыслительные силы, которые приведут детей к открытию мира путем разума.

Такой неавторитарный позиции идеи „прогрессивного воспитания", придерживались, например, Джон Девей

---

[1] „Paideia" – это основная тема во всех произведениях Арестотеля, особенно в отологических трудах. Самостоятельных эзотреических и экзотерических трудов не существует. Якобы существовал очень ранних труд „Paideia", но он не сохранился.

(J.DEWEY, 1859-1953) и Вильям Геард Килпатрик (W.H. KILPATRICK, 1871-1965), а также немалая часть реформистских педагогов Европы, которые в начале XX века, особенно в 20-ые годы в связи с быстрым развитием капиталистического общества искали новый образ человека и новые методы воспитания. Здесь надо назвать шведскую представительницу женского движения Эллен Кей (E.KEY, 1846-1926), которая объявила „век ребенка", бельгийца Жана Овидия Декроли (O.DECROLY, 1871-1932), француза Эдмонда Демолинса (E.DEMOLINS, 1852-1907), голландца Яна Лигта Гарта (J.L. HART, 1859-1916) и итальянку Марию Монтессори (M. MONTESSORI, 1870-1952) с идеями индивидуального „свободного труда", активности, самостоятельности и „педагогики, ориентируясь на ребенка". В Англии в своей школе работал Александр Сазерланд Нилл (A.S.NEILL, 1883-1973), в Швейцарии Адолф Фериер (A.FERRIERE, род. 1879), „ecole aktive", во Франции Селестен Френе (C. FREINET, 1896-1966), который развивал свою идею продуктивного письма и связи труда и школы, в Германии работали Фриц Гансберг (F.GANSBERG, 1871-1950), преподавание отталкиваясь от развития ребенка, Лудвиг Гурлитт (L.GURLITT, 1855-1931), школьная ферма, Алфред Лихтварк (A.LICHTWARK, 1852-1914), воспитание при помощи искусства, Герман Литц (H.LIETZ, 1868-1919), воспитательные сельские школы-интернаты и Рудолф Штейнер (R. STEINER 1861-1925), основатель „педагогики Вальдорфа и школ Вальдорфа".

Для всех этих педагогов воспитатель — это что-то вроде „садовника", который охраняет свое маленькое „растение" и ухаживает за ним, который принимает участие в развитии каждого листа, каждого цветка, не подрезает особенные побеги и сопровождает рост „растения" как советник и помощник.

Руссо стоял на этой позиции в наверно самой последовательной форме, когда советовал родителям упрямых детей, которые были склоны разрушать и ломать предметы и вещи: „Не сердитесь на них, лучше устраните все то, что ребенок мог бы испортить. Когда он ломает игрушки, которыми всегда играет, тогда не спешите покупать ему новые, дайте рёбёнку почувствовать отрицательные последствия лишения. Когда он разбил окно комнаты, пусть ветер дует днем и ночью, не беспокойтесь насчет насморка, так как лучше ребенок с насморком, чем вам остаться в дураках" (1875).

Этот метод очень эффективный, потому что он нацелен на собственное, а не только посредственное познание, к тому же тренирует способность к познанию и „развивает разум средством тренировки чувств" (Ж.Ж..Руссо; J.J.ROUSSEAU 1883- с.71).[1] Но что мы делаем, когда например десятилетний рёбёнок осмеливается, прыгать из окна первого этажа, ездить на велосипеде по улицам большого города или когда ребенок поддается искушению, попробовать немножко кокаина?

Обносим ли мы окно решеткой, запираем велосипед и не пускаем ребенка на улицу? Строим ли мы „защитный вал" еще выше и „замуровываем" рёбёнка, так как хотим оградить его от реальности мира, какой он есть?

Пойдем ли мы с ребенком на заповедный, необитаемый остров и отгородим его от настоящих проблем жизни?

Определенно нет!

Педагогический опыт и связанная с ним современная практика показывают, что истинное воспитание сегодня должно

---

[1] Создание ситуаций, которые благоприятствуют учёбе тем, что возлагают надежды на природные силы ребёнка, а также усугубление этих ситуаций Ж.Ж. Руссо в своих трудах „Ouvres completes" называет «отрицательным воспитанием».

выражаться в диалектике „вести ребенка — дать ребенку расти": „В сознательном ведении никогда не забывать право, которое имеет жизнь, в то же время не забывать долг, на котором основан смысл педагогического действия... " (Т.Литт; T. LITT 1965, с.81 след.)

Воспитание как помощь самопомощи.

Эта позиция исходит из социально-педагогической цели, освободить людей от своей беспомощности и помочь им стать гармоничной, самоопределяющейся личностью посредством просвещения о заложенных в них способностях.

Впервые старался осуществить эту идею в конкретных исторических условиях своего времени швейцарский фермер, писатель и педагог Йоганн Генрих Песталоцци (J.H. PESTALOZZI 1746-1827).
 Для него был главный вопрос:
„Какие они, навыки и познания, которые должен освоить человек, чтобы с легкостью создать в буржуазном обществе самому себе истинное благополучие?" (Песталоцци; PESTALOZZI 1932, с.53).
Под впечатлением экономических и социально-политических потрясений во время упадка феодализма и возникновения капитализма Песталоцци начал заниматься гуманистической идеей „истинного воспитания человека". Эта идея основана на представлении, которое возникло во время эпохи Возрождения, Просвещения в христианских традициях о том, что больные, беспомощные, старики, дети, женщины, исповедующие другие

религии, люди другой расы или происхождения имеют право на помощь и их нельзя исключить из общества.

Песталоцци не хотел отменить преграды сословного общества, но хотел в интересах блага государства достичь улучшения общественных условий тем, чтобы самому сделать более нравственным хотя бы отдельного человека.

„Жить, быть счастливым в своем сословии и полезным в своем кругу — это предназначение человека, это цель воспитания детей" (1927, с.269). Песталоцци считал, что сословия имеют право на существование и полагал, что политика должна обеспечивать счастье отдельного человека в его сословии, так как: „Ясно, что всё то, что уничтожает чувство общественного порядка в народе, есть настоящий и первоначальный источник мятежа" (1983, с.146).

Исходя из этих позиций, Песталоцци ощутил необходимость народного образования. Его педагогическая ориентированная помощь нацелена на физически и прежде всего психически запущенных детей.

Важны для Песталоцци элементарные потребности детей, принятие их опыта, их физического состояния, **их силы мысли и силы воли,** их ощущений и нравственных взглядов. На этой основе его метод воспитания нацелен на гармоничное образование всех детей, несмотря на их происхождение, он хочет „общего образования всех человеческих сил до общечеловеческой мудрости" (1927, с.270), до нравственности.

Предполагая первоначальную доброту человеческой натуры, Песталоцци в воспитании подростков в семье („воспитание в гостинной") видит самый благоприятный путь развития в познании ребенка материнской любви, любви к людям и Богу а также получения необходимого обучения и образования, соответствующего сословию („Как Гертруда учит своих детей", 1932, с.181 - 359).

Собранный опыт Песталоцци старается перенести на область публичного воспитания посредством „элементарного метода". Речь идёт о диалектичных, противоречных и изменяемыхотношениях между ребенком и миром, между воспитанником и воспитателем.

Песталоцци советует учителю, учиться узнавать проблемы детей, выслушивать их, вместе обсуждать проблемы. Таким способом учитель может поддержать размышления детей и найти решения, которые помогают ребенку стать постепенно самостоятельным.

„Человек хочет добра, ребёнок открыт для добра, но он этого хочет не для тебя, учитель, не для тебя, воспитатель, ребёнок хочет добра для самого себя. Добро, к которому ты должен подвести ребенка, не должно быть идеей твоего настроения, твоей страсти, добро должно быть добрым по натуре и должно бросаться в глаза ребенку. Ребёнок должен почувствовать необходимость твоего участия в своей жизни и захотеть этого для удовлетворения своих потребностей. Это создается не словами, а уходом за ребёнком как и чувствами и мыслями, возникшими в ребёнке в последствии этого процесса.

Прежде всего я как педагог должен стараться добиться доверия детей и их привязанности. Когда это достигнуто, я с уверенностью ожидаю, что все остальное произойдет без моего труда" (Песталоцци; PESTALOZZI, 1968, с.21 след.).

Воспитатель ставит себя на место детей, стоит не „над ними", а рядом с ними.

Он близкий, признанный, требовательный друг и помощник детей.

Мы мысленно зарисовывали разные взгляды на воспитание.

Прошу Вас внимательно рассмотреть следующие „картины о воспитании“!

Повторите, что они значат!

С какой позицией Вы можете согласиться- с какой не совсем?

Почему?

Какие проблемы Вы видите?

Есть ли у Вас еще другие взгляды на воспитание?

Какие?

Что для Вас воспитание?

Семь „картинок о воспитании“ (Илл. 2 до 8) :

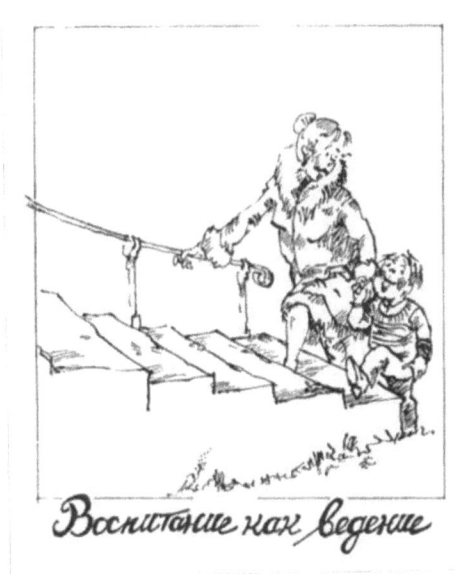

Воспитание как ведение

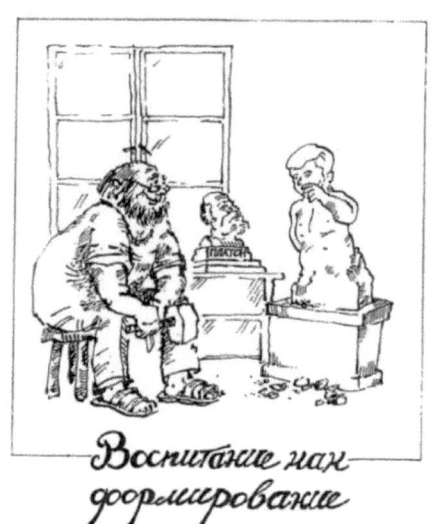

Воспитание как формирование

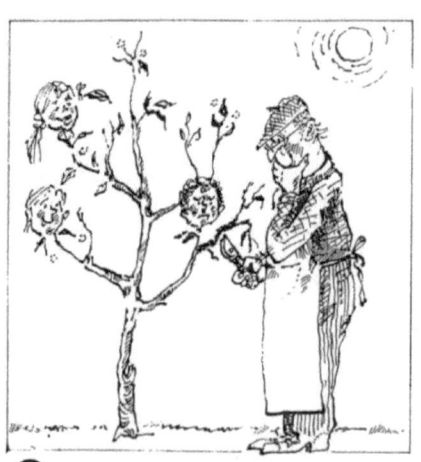

Воспитание как управление и строгая дисциплина

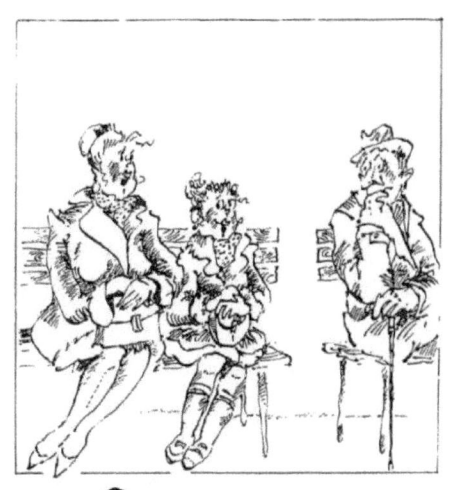

Воспитание как
приспособливание

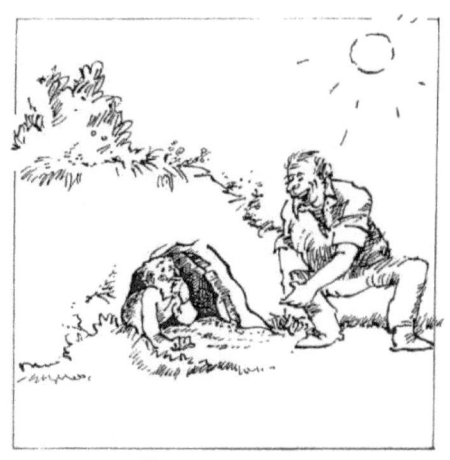

Воспитание –
это значит „тянуть"

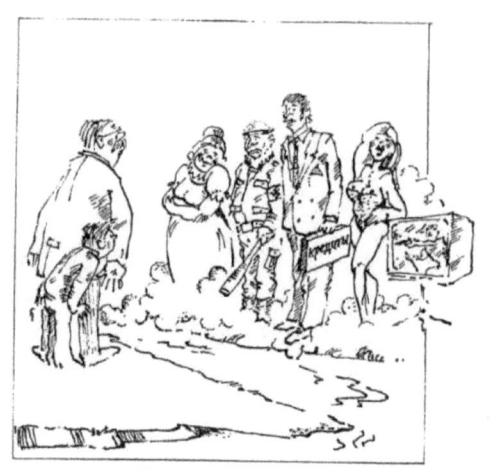

Воспитание —
это значит „дать расти "

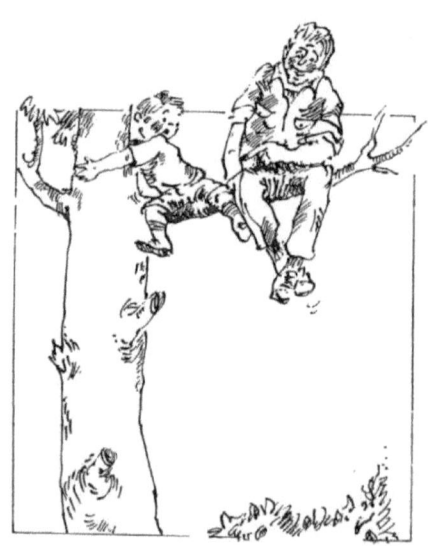

Воспитание как
помощь самопомощи

Эти и другие взгляды на воспитание по моему мнению можно найти и сегодня в современной практике, ориентированной на воспитанника, правда по-разному выделенных и взаимосвязанных.

Можно констатировать: воспитание всегда происходит в социальном среде взаимоотношений между воспитателем и воспитанником. Воспитание, как с позиции воспитателя так и с позиции воспитанника значит „открыться" или „стать восприимчивым" к индивидуальным, социальным, жизненным процессам в совмещении двух процессов „тянуть" и „быть вытянутым", приспосабливанием, в собственной ответственности и процессом „дать расти" доведением до самоосуществления в смысле побуждения и сопровождения „развития самого себя", в смысле помощи и самопомощи.

В этом понимании цели и содержания воспитание всегда в какой-то мере это взаимодействие сознательного осуществления и самоосуществления с целью повышения компетентности в индивидуальной, социальной и культурной областях. Частично различающиеся взгляды на воспитание вошли, рядом с другими достижениями науки, в процесс развития педагогики как науки в системе эмпирически проверяемых, систематизированных высказываний. На этой теоретической основе в научной литературе найдутся разные системы категорий и модельные представления о феномене „воспитание" (напр. Р. и А.М. Тауш; R., A.M. TAUSCH, 1968, Ф.В.Крон; F.W.KRON, 1971, К.Молленхауер; K.MOLLENHAUER, 1972, Х.Нетцер; H.NETZER 1972, Й. Габермас; J.HABERMAS, 1973, Брецинка; W.BREZINKA 1974, Х.Генц; H.HENZ, 1975, Х. Мид; H.MEAD, 1975, В. Клафки; W.KLAFKI, 1976).

Так с помощью анализа воспитание можно рассматривать

■ как фактор общественной репродукции

(общественное определение целесообразных учреждений, организационных форм, целей, рекомендаций и т. д., которые помогают сохранять репродукцию и развитие общества и при этом отдельной личности.

Эти определения могут основываться в зависимости от общественного опыта и политических структур или на закрытых системах ценностей или на откровенности и множественности системы конкурирующих норм и правил.)

■ как функциональный процесс действия

(Всё способствует становлению личности: совокупность общественных условий, общества, их позиции и поведение, культура, представления о ценностях, печать, радио, телевидение и т.д., а также природа. При этом не обязательно допускать сознательное намерение изменить личность.)

■ как намеренный процесс действия

(Воспитание понимается как планомерное, преднамеренное влияние авторитетов на формирование и развитие характера воспитанника. Это случается чаще всего под воздействием нравственных и моральных категорий с целью, привести воспитанника к „доброму“. Что именно есть это „доброе“, зависит от качества общественной системы и от того, какие возможности дает это общество для развития каждого человека. Это также имеет последствия для целей, методов и приемов воспитания.)

Ведется широкая дискуссия о модели функционально-намеренного воспитания, в которой ссылаются на многообразие взаимодействий этих понятий (мнимых противоречий). Новейшая история в Центральной и Восточной Европе подтверждает опять, что там, где структуры власти позволяют преувеличить функциональное воспитание в смысле функционального намеренного воспитания или уничтожалось намеренное воспитание под влиянием одной государственной идеологии, самоосуществление человека приходило в упадок, так как было направлено по руслам государства или партии.

■ **как символическое взаимоотношение**

(Воспитание воспринимается как коммуникативные действия,передаваемые вербальными и невербальными символами, которые служили тому чтобы сделать людей общественно дееспособными и дать им возможности и способности выразиться в общественных отношениях. В диалектике макро- и микро-социальных сфер отношений взаимоотношения типа „face-to-face" („лицо к лицу") играют главенствующую роль. Воспитание как символическое взаимоотношение, значит познание собственной ценности каждым человеком в контексте социальных действий, это воспитание живет смысловым истолкованием действующими лицами языка, мимики, жестикуляции и контакта, а также их намерениями.)

■ **как изменение поведения**

(Основанное на позиции неопозитивизма и бихевиорзма, воспитание понимают как некую оптимализацию структур разположений, которая происходит в деятельности или как оптимализацию поведения в отношении к успеху. „Хорошо" то, что установлено „данными" нормами и ценностями. „Даются" нормы и ценности в форме общепризнанного общественного опыта, политических намерений, целей воспитания, а также развитием возможного партнерства в отношениях воспитатель, воспитанник. Относительно норм поведения и самого поведения эта форма воспитания выглядит как постоянное обучение, переобучение и „разучение", при этом трудно подавлять механистические признаки и существует опасность пренебрежения осознания смысла действия (относительно положенной в основу системы ценностей. Классические формы - это: оперативное обучение, обучение на модели, тренировка социальных моделей поведения посредством систематически распределенных учебных процессов).

■ **как воспитательное соотношение**

(Воспитание как функция общества конкретизируется в отношении между воспитателем и воспитанником. При этом отталкиваются не от постоянной целенаправленной совместной деятельности и непоколебимой педагогической любви, не от компетентности и ответственности воспитателя, а от откровенного определения ролей. Воспитатель и воспитанник в процессе воспитания могут растеряться, иметь сомнения и страх, подвергаться настроениями, попасть в кризисы или даже потерпеть неудачу. Совокупность этих возможностей и рисков разрушает односторонний замысел „общности образования" (1963, с.132 след.) и может привести как к крушению, так и к новым надеждам и решениям. Опытный педагог должен понимать воспитание в рамках реальности и быть в состоянии дать воспитаннику чувство безопасности, создать доверие, подталкивать к действию, чтобы укрепить социальные отношения между воспитателем и воспитанником с целью поддержки воспитанника.)

В практике воспитания мы наверно не найдем в чистой форме эти научные систематизации. Однако они помогают нам лучше понять, что может и должно воспитание в нашем мире.

В общем можно констатировать:

Есть совсем разные взгляды на воспитание
- от тоталитарно-авторитарного до свободно-анархического
- от механистическо-линейного до комплексно-диалектического

2.2.2 Попытка объяснения определения.

Большинство европейских ученых-педагогов согласны с тем, что в современных демократических обществах необходимое требование, право на воспитание должно осуществляться в благоразумной договоренности и разумном равновесии в не менее трех отдельных процессах.

Речь идет о

■ передаче, овладении и исполнении культуры

==> Инкультурация.

Под культурой я понимаю все соотношения, которые выражаются в деятельностях, отношениях и вещах (так, например, речь, эмоциональные способы выражения, нравственные ценности, социальный жизненный уклад, техники труда, методы производства, привычки, обычаи, нравы, жизненные планы, представления о цели, политические системы, учреждения, искусство, науки и многое другое).

В моем понятии культура — это все создаваемое и передаваемое человеком для человека, в культуре человек реализует свою жизнь, на ее основе он становится личностью.

В процессе „культивирования" человек испытывает

■ врастание в общество и в жизнь вместе с другими людьми (разных религий, мировоззрений, рас, народов, социальных слоев, компетенций, физического и психического состояния).

==> социализация

Х.Фэнд (H.FEND 1971, с.38) в этой связи говорит о становлении человека как социального существа в процессе „культивирования" и социализации, и Й.Л.Чейлд (J.L.CHILD 1954, с.655) утверждает, что в связи с этим всегда совершается ограничение поведения согласно существующим групповым нормам. Существует диалектическое противоречие между социализацией человека, которую требует окружающий мир и той социализацией, к которой стремится человек (Х.Фэнд; H.FEND - 1941, с.38).

Социализация, к которой стремится человек („Sozialmachung")

■ это свободное раскрытие личности, которая критически занимается общественными нормативами, с целью самореализации и самоопределения.

==> индивидуализация, становление личности

Личность (как субъективное представительство культуры, включая социальное) развивается как индивидуальность (как нечто неповторимое, единственное в своем роде, что человек приобретает при усвоении культуры). Теперь мы знаем, в рамках каких процессов в основном происходит воспитание, однако мы еще не знаем, каким должно быть гуманистическое воспитание, соответствующее общественным условиям и личному ощущению! Стремясь понять феномен „воспитание", мы должны вспомнить, что с определением никогда не выражается все богатство этого понятия, а только дается характеристика специфического отрывка действительности.

Воспитание — это социальный феномен, при котором воспитатели (личности, группы, учреждения) побуждают воспитанников к желанным действиям таким образом, чтобы взаимно уничтожались потребности.

В интересах кого-то (воспитанников, воспитателей, семьи, государства) воспитывают к чему-то (к свободному самоопределению, к нравственности, к дисциплине).[1] Основа для воспитания — это размышление о внутренних связях социальных процессов действий и о том, как воспитанник и воспитатель испытывают и переживают процессы социальной интеграции в субьективной необходимости.

Как интегративный момент культурных (касающихся отношении между человеком и окружающей средой, а также в социальном, общественном плане) процессов развития под гуманистическим воспитанием в широком смысле я понимаю

● социальные действия в процессе взаимодействия и общения между воспитателем и воспитанником, которые выражаются в педагогических отношениях

---

[1] «Социальные действия» как необходимое условие жизни и интеграции, как важная инструкция в процессах социальных действий выражаются в позиции Молленхауера (1982), когда он говорит о понятиях как «о намерениях действующего лица», «чужом и собственном образе», «медиуме действий», «институциональных правилах действий» и др. как необхожимые предпослылки для «действия воспитания», и когда он анализирует «контексты действий педагогического поля» (с.18)

• процесс, в ходе которого как правило более опытный, знающий, способный и более компетентный сознательно преднамеренно и планомерно предоставляет менее опытному, знающему, способному и менее компетентному возможности, делает предложения, открывает ситуации и предлагает помощь, посредством которых воспитанник сможет приобрести опыт в

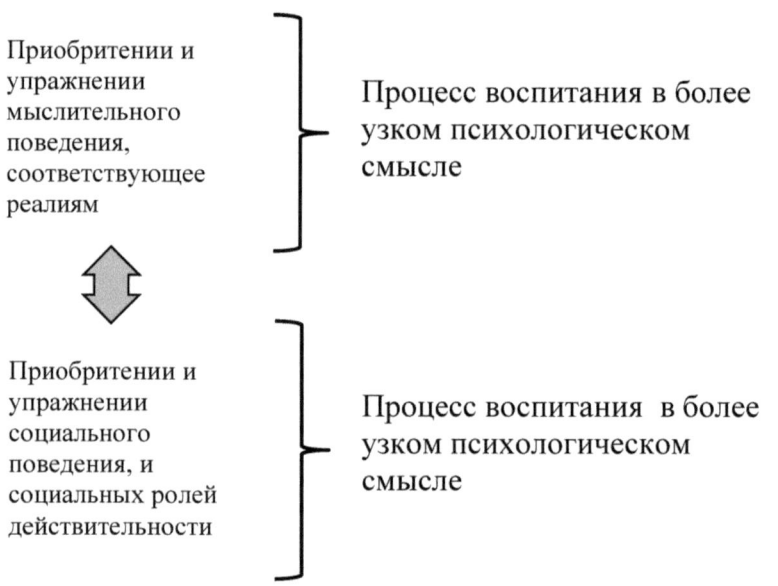

Приобритении и упражнении мыслительного поведения, соответствующее реалиям

Процесс воспитания в более узком психологическом смысле

Приобритении и упражнении социального поведения, и социальных ролей действительности

Процесс воспитания в более узком психологическом смысле

Этот опыт служит раскрытию, просвещению, присвоению, регулированию, стабилизации и оптимализации психических расположений, как например,

¤ знаний, способностей и привычек, как и ориентации на

¤ зрения, идеалы, волю и эмоции

• Главная цель воспитания — это ориентированные на основных ценностях „эмансипации" и „ответственности за целое", прочные предпосылки для результатов мыслительной работы и социального поведения, которые способствуют самоопределнию и

> саморазвитию воспитанника   ==> становление личности
> дают воспитаннику внедриться
   в общественность   ==> социализация
> помогают ему стать
   культурным человеком   ==> инкультурация

Воспитание — это задача, это целесообразная ориентация в будущее и помощь саморазвертыванию воспитанников, включая и развитие воли. Хорошие воспитатели действуют на двойном антропологическом уровне: Они так ставят процесс обучения воспитанника, чтобы тот хотя бы в определенных областях достиг уровня воспитателя и после этого перерастет воспитателя. Только тогда мы можем говорить о настоящем прогрессе человечества, в другом случае мы находились бы лишь на уровне простой репродукции.

Эффективное воспитание неделимо: оно происходит по меньшей мере во взаимодействии общества, родителей, школы и воспитанников.
Гуманистическое воспитание несовместимо с проявлением власти и манипуляцией, что означает „поставить под сомнение многое". Наблюдая за уровнем психического развития воспитанников и, в связи с этим, типичных признаков характерных для их возраста воспитание происходит хронологически:

исходя из воспитания под опекой через воспитание в партнерстве 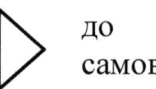 до самовоспитания.

Относительно подростков это значит:
Всё для детей и подростков — всё вместе с ними!

Дети и подростки живут в своем мире, в котором они могут нам позволить участвовать. Чтобы достичь этого „лучшее средство, узнать себя, попытка понять других" (Андре Жид; Andre GIDE).

3. УЧИТЕЛЬНИЦЫ, УЧИТЕЛЯ И СУТЬ ИХ ДЕЯТЕЛЬНОСТИ

Знаете ли Вы, сколько уроков вместе со своими учителями проходят ученики, десять лет ходящие в школу? Об этом мы вряд ли подумаем. Это примерно 10.000 часов совместной жизни учителей и учеников. При этом я не обращаю внимания на внеклассные возможности коммуникации и взаимодействия. Кого учитель в течение этих десяти лет мосжет лепить из ученика? Какие возможности есть у него тем или другим образом влиять на развитие личности подростка? Какая власть и какое доверие даны ему в руки со стороны родителей и общества?

Посмотрим на следующую картинку:

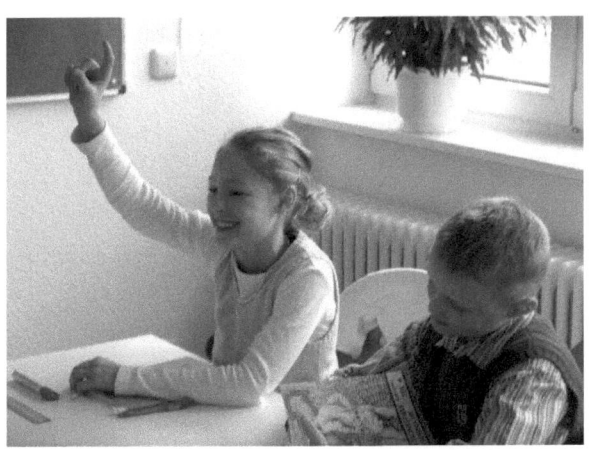

Она изображает Анжелу и Петю на уроке математики. Обоим 9 лет. Анжела внимательна и следит за ходом урока. Петя витает в облаках, он кажется невнимательным и легко отвлекаемым. Спрашивая его после урока, о чем он думал, он, стыдливо улыбаясь, сказал: „Я нашел оригинальное решение задачи по математике, из-за которой я уже долго ломаю себе голову".Петя является наилучшим учеником города в области математики. Три минуты после того, как была снята эта фотография, учительница попросила его повторить только что сказанное ею. Он нуждался в ключевом слове, и потом он все повторил с правильными дополнениями, о которых до этого еще не говорилось. Прилежность Анжелы и творческий подход Пети дополняют друг друга. Это заметили и оба ученика, и их учительница. Пете трудно изучать языки, здесь он может извлечь выгоду из знаний Анжелы. Таким образом, оба хорошо понимают друг друга и уважают друг друга, хотя это иногда находит выражение в многообразных шутливых замечаниях. Учительница понимает своих учеников, умеет поставить себя на их место, находит подходящие слова и средства, чтобы помочь им стать равноправным партнерами. Ей нравится работать со своими учениками.

Но она получила бы, не заработала бы, свою зарплату и в том случае, если бы она в точности передавала материал, если бы она старалась не иметь неприятностей с родителями учеников и со своими начальниками и не так уж активно отдавалась бы миру учеников и их индивидуальности. Она вполне смогла бы управлять школьными делами путем требований к ученикам и оценки их.

3.1. Что такое учитель?

На этот вопрос можно ответить или обращая внимание только на задачу учителя передовать информацию, или же обращая внимание на профессиональность.

Опытные, имеющие знания и умеющие уже с незапамятных времен передавать следующим поколениям свой опыт разным образом обучали их жизни.

Когда речь идет об обучении путем подражания, то такой эффект, находящийся на более высоком уровне чем инстинктное поведение, можно наблюдать уже в мире животных.

По поводу информации о взаимоотношении причины и следствия об учителях можно рассматривать уже в отношениях в первобытном строе. С развитием человека и со все более интенсивным „бытием в мире" совершенствовались и уточнялись способы воспитания и передачи знания.

В таком понимании первой учительницей ребенка, наверное, **всегда была мать.**[1] Но учителями были и отец, родственники, старейшина племени, знахарь и на трансцендентном уровне прежде всего Бог.

Но социально возвышенные позиции, необходимые для общественного взаимопонимания, уже в самом начале истории человечества таят в себе опасность злоупотребления и извлечения личной выгоды на основе незнания других. Эта разновидность безнравственности к сегодняшнему времени усовершенствовалась.

Нравственная претензия „захотеть принести пользу другим" должно приступить к „быть способным и уметь принести пользу", чтобы эта возможность не превратилась бы в целенаправленное злоупотребление.

Полностью развить компетенцию по специальности и личную безупречность в пользу других — это возможно только в демократии, основывающейся на равноправии.

С возрастающим общественным разделением труда, с изменением и развитием социальных слоев на скалистом пути к демократии все больше требовались умение, успехи, участие в политическом управлении и самоутверждение. Требовались люди, способные передавать знания о вещах, процессах и нормах, развивать в других способности и тренировать разум и тело других.

Общественная жизнь потребовала решения этой специфической задачи; люди, умеющие решить её, в особой степени признавались обществом. Установилась „должность учителя", общество оплачивало его за проделанную работу, быть учителем стало профессией.

---

[1] Тезис о матери как первой учительнице ребёнка я бы хотел распространить на все эпохи, а также на время перед появлением на свет

Уже в античном мире существовала профессия учителя. Жизненные потребности и стремление к демократизации со стороны зажиточных слоев приветствовали софиста, учителя мудрости как уверенного в себе представителя „современного" духа.[1] Праотцом учителя можно считать Протагора из Абдер (PROTOGORAS von ABDERA, он жил примерно 485 - 415 до н.э.). Для него человек был меркой всей деятельности; и он хотел обучать его вести себя осмотрительно и ловко в обществе и в политике. Софисты понимали профессию учителя как техники особого рода, как „воспитательную технику". Сам Протагор говорил: мои ученики каждый день будут делать успехи и ежедневно возращается домой „став более хорошими" (1920).

Как софист он верил в способность человека к образованию и стремился к воспитанию, основанному на природе человека.

Интересно также отчётливое развитие отдельных дисциплин и специальностей. Сам он отдавался политическому искусству, его единомышленники PRODIKOS von KEOS, Продик (X в. до н.э.) теории правильности языка и HIPPIAS von ELIS, Гиппий Элидский (400 г. до н.э.) — математике.

Для всех была важна риторика[2] как инструкция для внушительного построения будущих эпох и диалектика как искусство интеллектуального противостояния в споре.

Они обучали учеников, ориентируясь на политические и общественные отношения и ставя перед собой практические цели. Их риторическое образование имело эвристический,

---

[1] Хотя афинское государство экономически базировалось на рабстве, практическое применение демократии в это время принесло развитию человечества важный опыт.

[2] Одним из самых известных учителей риторики является греческий философ Горгий из Леонтин (485-380 до н.э.)

творчески открывающий характер. Учитель был своего рода мыслящий прагматически выдающийся оратор.

Учитель как „риторик и прагматик“

Эта античная картина об учителе обосновывается Исократом (ISOKRATES, 436 - 338 до н.э.) в риторической теории образования, и в то же время он критикует обучение, как его понимали софисты. Он считал, что постоянные обороты речи и формальное обучение не годятся для того, чтобы охватить ситуацию и предложить оптимальное в данном моменте решение. Важнее чем правила в его понимании эмпирическое наблюдение всего того, что обычно или с большой вероятностью происходит (Исократ 1452, с.257 след.). Философские поиски истины и познания трансцендентных мыслей для него являются неэффективным „рассмотрением идей“ (1957,с.135).

Истина, напротив, — это разнообразие действительности. Его воспитание ориентируется на реальном существовании человека, на его эмпирической жизненной ситуации.

Такое „экзистенциальное мышление“ требует опытного и богатого примерами риторика. Спустя 250 лет эти же мысли встречаются у римского политика и известного писателя Цицерона (Marcus Tullius CICERO; 106-43 до н.э.). А итальянское возрождение в своей поэзии и литературе способствует их дальнейшему развитию.

„Гуманистическая теория образования основывается на глубоком уважении поэзии, сюжета, она включает теорию учителя как литерата (В.Бём; W.BÖHM 1981, с.15). Она является „педагогикой существования“ на высшем уровне развития.

Аристотель отделил практическую мудрость – phronesis, от философской – sophia, и обеим придавал собственное значение. Но это не значит, что мудрости всегда обучали бы по этим двум классификациям.

Старокитайскому мышлению такое разделение было чуждо.

Учитель как философски обученный, ориентирующийся на практике риторик.

Старая китайская философия („zhe-xue") олицетворяет единство обоснованной деятельности и риторики.

Конфуций (KONFUZIUS, KONG-ZI, 551 - 479 до н.э.) понимал учителя как пропагандиста идеи, в согласии с которой место и функция человека в обществе определялись только нравственными качествами человека. Его учение должно быть цельное от политического мышления, нравственности, религии, философского сознания и их применение.

По Конуцию человек был более совершенным, когда у него была большая готовность к подчинению. В этой связи учитель должен был передавать ученику три основных этических высказываний: „ren"- правильное отношение к другим людям- „li"- церковные обряды, разумную творческую силу, стремление к добру, „yi"- правильное отношение к правам и обязательствам (1954).

При этом он должен служить примером и ко всем предъявлять одинаковые нравственные требования. Нравственность человека объявилась нравственностью природы.

„От природы все люди похожи друг на друга.[1] Путем воспитания и образования они удаляются друг от друга" (1954- гл. XVII, 2).

Для неоконфуцианца Жу Си (ZHU XI, 1130 – 1200 г.г.) существует разумный принцип распорядка: „li", который является первичным по сравнению с вещественным „qi".[2] „Li" является добрым, „qi" – злым.

В совсем иной культуре, в индийской, философ Сиддхартха (SIDDARTHA),по званию БУДДА (BUDDHA)- „озаренный", (550 - 480 до н.э.), видел задачу учителя в том, чтобы объяснить человеку, что избавление можно найти в собственном стремлении. Самой высокой целью является достижение Нирваны, состояния покоя, завершения (движения, жажды, возрождения и страдания), путем отказа от страстных желаний, путем правильных поступков и умственного углубления.

Ничто не бывает вечным, существуют только изменение и перемена. Вечная ненарушимая душа отрицается, мир создал не Бог и освобождение человека не зависит от божественной пощады (UDANA 1885, VI, 5).

Хотя отдельный человек должен обучаться стремлению к освобождению (DHAMMAPADA 1915,№165), буддизм отвергает понятие индивидуума. Нет ни „Я", которое уничтожается в смерти, ни „Я", которое воскрешается после смерти. Индивидуум есть „преходящее и в любом моменте

---

[1] Для Конфуция, правда, существуют большие различия в способности к образованию между человеком высокого чина и простым человеком

[2] „ли" („li") и „ци" („qi") сегодня более известны как под полярными силами „Инь" и „Янь", которые по старокитайским представлениям являются добром и злом

изменяющееся сосуществование обстоятельств; и так как все они являются преходящими, их надо отнести в область „не Я" (ANATTA).

Уничтожение индивидуального сознания, таким образом, является наивысшем счастьем (MAHAVAGGA I, 1879, 3, 4).

Человек сам должен очищаться, учитель может передавать ему основы для этого и помогать ему.

Родители и родственники играют подчиненную роль. Собственный хорошо настроенный разум может передавать все самое лучшее (DHAMMAPADA, № 43).

В отличие от софистской, прагматически понимаемой деятельности учителя и в отличие от конфуцианства Платон (PLATON, 428 - 348 до н.э.) понимал воспитание как постижение истины рациональной наукой и в учителе он прежде всего видел философа.

Учитель как „философ"

Не эмпирическое, несовершенное и меняющееся является истинным, а неменяющийся, существенный и вечный „мир идей". Поиски истины происходят в диалоге посредством диалектического метода в преодолении „только полагания". Таким путем человек приходит к пониманию сути вещей, к истинным знаниям о человеческой жизни, о государстве, об обществе (Платон, 1936, с.9 след.), философия — это для Платона „любовь к мудрости". Представителем идей о человеке идеального мира является философски ориентирующийся учитель. Он осуществляет „педагогику сущности" (Б.Суходольский, 1965).

Такой основной взгляд является центральным моментом всей связанной с религией педагогики: В почетании своего бога и созданного им порядка жить в согласии с его учением и нормами.

В давней традиции христианской педагогики ярче всего это проявляется в „Pampaedia“, в „Универсальном воспитании“, чешского педагога и теолога Яна Амоса Коменского (J.A.KOMENSKY 1592 - 1670): человек должен стать вылитым богом, он должен иметь религиозность и быть зеркалом всеохватывающего порядка бога (1948).

В понимании немецкого философа Иоганна Готтлиба Фихте (J.G.FICHTE, 1762 - 1814) настоящий учитель также являлся философом. Но как представитель философии, объединяющей в себе „божественную идею“, под этим он подразумевал все знания, объясняющие естественный мир.

Мысль о личном, превосходствующем боге он в начале отвергал как несовместимую со свободой решений человека. Он отождествлял идею бога с нравственным порядком мира. Позже он сблизился с более положительной оценкой, особенно христианской религии, и включил в своё учение и мифологические элементы (1806 а). В понимании Фихте в учителем мог быть только тот, кто обширным образованием впитывал в себя божественную идею (1806 б, с.11). Задача учителя состоит в том, чтобы сохранить в людях познание божественной идеи, возвысить ее до более высокой ясности и определенности и передавать ее от поколения к поколению (1806 б, с.145 след.).

Георг Вильгельм Фридрих Гегель (G.W.F.HEGEL 1770 - 1831), самый видный представитель немецкой классической философии, создал систему объективного идеализма. В его понимании естественный и исторический мир проникнут принципом абсолютной идеей, мировым разумом, который проявляется в природе и в обществе. В „диалектическом акте зачатия" идея - разум производит мир. В познавании мышление само по себе создает свой предмет (1807).

Здесь очевидна близость к теологическому мировоззрению. Гегель считал, что плюрализм индивидуальных страстей, интересов, стремлений и поступков с помощью „хитрости разума" сверхиндивидуального субъекта можно использовать в пользу общественного прогресса (1830).

Учитель как философ стремится к тому, чтобы свести многообразие действительности к единству разума. Признавая относительную истину сегодняшнего, он пытается объяснить прошлое, настоящее и будущее в своем взаимодействии и в своей динамике (1816).

В отличие от Канта и Фихтею Гегель считал, что нравственность — это не просто система правил и требований, а реальное общественное отношение. Нравственность — это единство правила и обязанности, сознательная практическая деятельность и добродетель, свойственные индивидуумам (1801). И сегодня это актуальнее, чем когда-либо раньше: мораль движется, об этом нельзя забывать.

Развивающиеся в конце XVII в. и в XVIII в. учения о природе и соответствующие им системы воспитания привели к подтверждению „педагогики эссенции". Развивались более подробно разработанные, философски обоснованные представления о том, как должен вести себя воспитанник и пытались, основываясь на этом, построить психологически обоснованные технологии воспитания, которые должны были помочь провести в жизнь эти идеологические цели. Каким бы старым не был такой опасный подход, он все же актуален, так как он встречается всегда там, где хотят заменить плюрализм сингуляризмом.

Сейчас можно было бы сказать: все это хорошо, но что нам это дает, если мы будем копаться в прошлом, что это дает сегодняшнему учителю?

Если мы в педагогической повседневной практике открываем глаза, то в Америке, в Европе и еще в других местах мы можем найти, в более или менее измененном виде, полную картину разных воспитательных систем.

Точнее говоря, с разными взглядами о воспитании развивались и соответствующие представления о профессии и задачах учителя.

С существованием общественно-санкционированной профессии учителя, он выполняет свои задачи всегда по поручению правящих, и свобода его деятельности всегда установлена законом.

Учитель как „уполномоченный общества"

Как этот бесспорный факт на практике отзовется, зависит не только от личности учителя, а прежде всего от общественных обстоятельств и от законов, в рамках которых проходит его деятельность.

В этой связи некоторые непедагоги на разных исторических этапах нередко подходили к оценке учителей легкомысленно. Учителя должны знать, насколько в конкретных исторических условиях они могут заниматься педагогикой в интересах ребенка и с какого момента их педагогическая и психологическая деятельность испытывает искривления и ограничения под влиянием политических предпосылок. Они должны решить, смогут ли они как педагоги помочь ребенку или связывают ли они свою профессию с политическими целями.

В более зрелых и мало деформированных демократических государствах легче принять это решение, так как степень свободы учителя значительно выше, чем, например, в диктатурах.

Предосудительна их деятельность всегда тогда, когда они с целью личной выгоды бросают детей или даже сознательно непедагогично влияют на них.

В этом смысле я ссоглашусь с немецким педагогом Августом Рикелем (A.RIEKEL), который в 1928 г. писал о демократизации образования: „Учителя нельзя считать управляющим каких-либо интересов, он должен быть деятелем всего народа. У настоящего учителя нет другой задачи чем та, чтобы привести подростков к свободному самоуправлению их творческих сил ...„ (с.95).

Учителя в первую очередь должны быть обязаны своей педагогической совести, а политика должна предоставить им эту свободу совести.

Педагогическая совесть связана с ответственностью за гуманистическое развитие и обуславливает вступление за соответствующие политические стремления. Учителя, не действующие в этом смысле, уже не являются учителями. Они в лучшем случае являются педагогическими идеалистами, постоянно находящимися в бегстве от реализма в мнимые неполитические ниши. Те, кто подтверждают, что это им удалось, являются просто передателями знаний, они успешно вытеснили состояние „быть педагогом" или никогда не понимали его.

Воспитание является процессом взаимодействия, который должен привести к лично-выгодному и к общественно-полезному выявлению единичности человека, так чтобы он или один или вместе с другими смог бы влиять на свою социальную и естественную окружающую среду.

Общество, которому нужна профессия учителя, чтобы прежде всего преследовать сверхиндивидуальные интересы, или находится в чрезвычайном политическом положении, которое оправдывает такой подход, или же оно ставит проведение в жизнь общественных требований или требований отдельных лиц выше развития природы индивидуума в единстве с обществом.

Таким образом, для француза Эмиля Дюркгейма (Е. DURKHEIM, 1858-1970) воспитание является „socialisation methodique", планомерной социализации молодого поколения" и суть его состоит в „воздействии поколения взрослых на тех, кто еще не созрел для социальной жизни" (1966).
Но это не тернистый путь к самостоятельно мыслящему гражданину, а плавный путь врастания в коллективное сознание, которое при отказе от индивидуальных представлений и интенций производит чувство безопасности и личной безответственности.

Тут также немало помогает тот факт, что украинец Антон Семенович Макаренко (1888 - 1939) как ведущий коллективный воспитатель в первые годы советской власти был проникнут идеей коллектива как „социального организма в здоровом человеческом обществе" (1969, с.241), а Карл Маркс (1805 - 1889) считал, что государство не воспитывает человека тем, что оно берет его под свое покровительство, а воспитывает его своим собственным разумным существованием.

Государство, являющееся „союзом свободных людей", рассматривает личные интересы своих членов приемлимыми для всего общества, „когда отдельный процветает в жизни целого и целое процветает во взглядах отдельного" (1958, с.95).

Но какое общество является „здоровым"?

Наверное не то, которое ломает хребет детям уже в дошкольном возрасте и ориентирует их уже тогда только на одно идеологическое направление, и позже пытается сломить их, общество, которое мстит за свободу слова и допускает только мнение „правящих". Общество, в котором человек учится иметь два лица: реальное и официальное, общество, в котором человек только тогда может жить спокойно или оставляют его в покое, когда он безусловно отождествляется с официальным мнением.

И если это „официальное мнение" проникнуто только одним единственным мировоззрением, вызывающем все другие мировоззрения на бой, то еще в 1987 г. в „Педагогическом словаре" ГДР, написанном некоторыми хардлайнерами, которые понимали воспитание как политику планомерной подготовки кадров, можно читать:

„Особенно важную политическую функцию для воспитания подростков выполняют коллективы детских и молодежных организаций, которые специфическим образом поддерживают и способствуют выявлению, углублению и закреплению общественной направленности, политической организованности и мировоззренческих и нравственных взглядов среди детей и молодежи" (с.203).

Из учителя хотели сделать „адвоката общества"; и только в этих рамках он мог попытаться быть педагогом.

Господствовал более чем шестидесятилетний принцип Владимира Ильича Ленина (1870 - 1924):[1] „Школа должна стать инструментом диктатуры пролетариата ... " (1930).

Там, где учитель является уполномоченным общества, он должен задаваться вопросом, какого социального и культурного качества это общество. То есть, какой смысл для ребенка, для его жизни, для его развития получают объективные и общественные требования, какие возможности он имеет, чтобы выполнить эти требования или чтобы их отвергнуть (Г.Ноль; H.NOHL 1963, с.126 след.)?

Что общество позволяет ребенку и что оно позволяет мне как учителю, чтобы помочь ребенку?
Где начинается воспитание безвольных или ориентированных только на чужую волю существ?[2]
Как „производятся" „передвижные картинки" старшего поколения?

---

[1] Владимир Ильич Ульянов, по прозвищу Ленин, по месту его ссылки на реке Лена, был теоретиком и вождём русского и частично международного пролетариата, основателем Коммунистической Партии Советского Союза и со времён Октябрьской революции 1917г. и основателем СССР.
[2] А.С.Макаренко своей воспитательной деятельностью не хотел вызвать анархизм или стадное мышление, разрушающее индивидуальность. Но ориентированная на политику педагогика приводит к растворению индивидуума в коллективе

И сделать из этого вывод: не лучше ли для подростков предоставлять им „самостоятельную жизнь воспитания“, независимую от общества, с учителями, автономными по сравнению с обществом?

Эту педагогику, борящуюся за автономию, мы уже знаем. Мы ее найдем в концепции „воспитание свободного развития ребенка“.

Учитель как „содействующий природе“

Эмпирический взгляд Ж.Ж.Руссо на личность ребенка требовал освобождения человека от авторитетности, предвзятого мнения и традиционной нравственности (1965). В вводных тезисах к „Эмиль“ он делает вывод: если то, что выходит из-под рук создателя природы хорошо, то воспитание детей нельзя поручить взрослым, а необходимо дать подростку возможность свободного спонтанного развития (1963).

Такой натуралистский подход видит источник всей педагогической деятельности в конкретном существовании и в самом ребенке. Дети не являются объектом, они являются субъектом своего воспитания. Учитель, преподаватель — это дающий возможность извлечь урок, освобождающий естественный процесс созревания детей от отрицательных влияний. Он исходит из того, что все уже заложено в ребенке. Наблюдая за естественными потребностями детей в учении и развитии, он создает окружающую среду, чтобы они могли найти свое личное счастье. Он отвергает сомнительный тезис о том, что „насильно мил не будешь“.

Эллен Кей (E.KEY), Мария Монтессори (M.MONTESSORI), Александр Нилл (A.S.NEILL) и другие в начале XX в. со своими педагогическими реформами оживили эти идеи и обогатили их новыми взглядами на теорию эволюции.

Э.Кей выступила за принцип „расширенного воспитания" и считала, что задача учителя состоит в том, чтобы отвергнуть от ребенка мешающие его развитию факторы.

м. Монтессори тоже высказалась за „пассивность" учителя. Но в отличие от Э.Кей она под этой пассивностью понимала „наблюдение и выжидание", чтобы в подходящий момент с помощью соответствующих „дидактических материалов" изменить воспитывающую среду ребенка.

А.С. Нилл стремится к полному „освобождению ребенка", пытаясь создать ему атмосферу воспитания, почти полностью закрытую от окружающей среды, которая предполагает принимать во внимание индивидуальные интересы и потребности детей.

То есть, на самом деле учителя действуют в своего рода праобщественном, неполитическом, без наличия всякой власти пространстве, в котором они хотят привести ребенка к своему благу (К.Молленхауер; K. MOLLENHAUER 1970, c.24).

Воспитание становится оберегающим и заботящим ожиданием, воспитатель — садовником воспитанников, который предоставляет им возможность расти физически и душевно (Э.Гоффман; E.HOFFMANN 1960; Т.Дитрих, Th.DIETRICH 1963; В.Бём,W.BÖHM, 1980).

Смотря на это глазами философа Эдуарда Шпрангера (E.SPRANGER), эта идеалистическая позиция находит выражение следующим образом:

„Голос совести понимается не как результат опыта, а как ... проявляющийся в субъективном разуме отдельного человека абсолютный разум" (1955, с.31).

Это утопия свободной от общественных реальностей „педагогической провинции".

Х.Купер (H.KUPER) в 1969 г. сказал красноречиво, что здесь на самом деле рисуется следующая картина о воспитателе:

учитель — это единственный в своем роде, возвышающий над злым, сравниваемый со священником представитель целого, невредимого мира, которому выпадает важная задача привести отданную ему молодежь к ее истинному назначению (с.201).

Но не чрезмерное ли это требование?

Можно ли требовать от учителей того, чего достичь можно только многообразием разных факторов влияния?

Или: требует ли „общественное мнение" от учителей решения того, чего общественная система не умеет или не хочет решить.

Хотя профессиональное воспитание и педагогика являются относительно самостоятельными, они не являются формально независимыми от общества. Любое общество заинтересовано в воспитании своих членов.

Но этот интерес в воспитании не должен быть ограничен экономическими, мировоззренческими или политическими интересами, он должен привести к плодотворной педагогике поставления вопросов „чем является это государство" и „как улучшить уровень жизни".

„Кто принимает всерьез воспитание молодых людей к самоопределению, к самостоятельности мышления и деятельности, тот должен требовать общественных и политических мер для соответствующего формирования отношений, поддерживать эти меры или самому воплотить их в жизнь (В.Клафки; W.KLAFKI 1970, с.41). Воспитание к самостоятельности мышления и деятельности, и к самоопределению, а также демократизация общественных и политических отношений, являются двумя неделимыми составляющими одного и того же развития.

Как бы ни соблазнительна казалась такая мысль, но учителя, стоящие вне общественной жизни, по-моему, не существуют и не могут существовать.

Наоборот, все чаще проявляется тенденция рассматривать учителя как „педагогического инженера (В.Бринкман; W.BRINKMANN, 1975).

Учитель как „регулятор поведения".

Типичным представителем теории бихевиоризма, в которой говорится, что учитель должен обладать социальными техниками, чтобы побудить ученика к учебной деятельности и чтобы повлиять на ученика, является Й.Грель (J.GRELL). Его намерение развить, испытать и демонстрировать учителям такие техники, чтобы они „учились вести себя свободнее, более творчески и более критически и этим расширить возможности деятельности своих учеников" (Грель 1979, с.15), надо оценить положительно.

Но если в то же время учитель понимается только как хороший техник поведения и когда влияние его личности на воспитание учеников считается „одной из опаснейших форм суеверия" (Грель, 1979, с. 26), то я затрудняюсь найти истинный смысл воспитания.

Более того мне кажется, что в ближайшем будущем учитель может быть заменен хорошим компьютером. Он обладает намного большим количеством техник и их специфическими для каждой ситуации вариантами. Вопрос только в том, что же тогда остается от воспитания, если личность учителя больше никакую роль не играет, если „педагогическая любовь“, „человечность“, „педагогический такт“, „расположение“ и „доверие“ исключаются.

Я и не могу представить себе, каким образом учитель как своего рода „Ninja“[1] и эффективное учебное устройство может расширить поле деятельности и творческие силы учеников. Ведь на самом деле он не живет вместе с ними, в лучшем случае он формально числится у них.

Уже на раннем этапе человеческой истории многими философами и педагогами с разных точек зрения была описана воспитательная функция учителя (см. напр. Платон, 1958; Я.А.Коменский, 1948; И.Г.Песталоцци,1932; Г.Кершенштейнер, 1921; Е. Шпрангер 1968).

Учитель как „личность“

Основной тезис, приводящий к такому пониманию профессии учителя, следующий: подрастающий для своего психического развития нуждается в ориентировке с помощью примеров.

У. Лоренц (U.LORENZ) подтверждает эту антропологическую необходимость и отмечает: в той мере, в которой понятие „быть учителем“ содержит и воспитательный компонент, учитель

---

[1] В древней Японии самураи назначали на службу людей с хорошим образованием, которые по их поручению выполняли задания, но которым запрещалось выполнять Buschido («бусидо»), их древний кодекс самурая. Таких людей называли „ниндзя“

должен брать на себя ответственность, быть примером (1980, с.334 след.) и отдать себе отчёт в своем воздействии на ученика.[1]

Учителя служат ученикам примером, если их деятельность и поступки воздействуют на учеников таким образом, чтобы они хотели обладать их чертами характера и их достоинствами. В младшем школьном возрасте это часто сказывается в подражании, позже в перенимании достоинств разных реальных лиц, но и фиктивных образов из литературы, радио, телевидения и других средств коммуникации, в построении идеализированного образца и в ориентирующихся на нем деятельности и поведении, в обучении на примере.

Учитель тогда служит примером своим ученикам, если он умеет показать, что отсутствие у учеников черт характера, свойственных учителю, не является недостатком.

Для своего „самонахождения" и „нахождения идентичности" (Х.Генц; Р.Рутя 1979, с.46) надо предложить детям и подросткам такие ценности, которые показывают им направления и возможности для преодоления своих индивидуальных недостатков.
Берёт ли ученик пример с халатности учителя, с косметики учительницы или с жизненного опыта, со знаний по специальности или с отношений с другими людьми, это зависит от нравственного и педагогического умения учителя привести ценности в иерархический порядок, воплотить их, оценить их и требовать их оценки.

---

[1] Эту цель прислеловали и Р.Гвардини и О.Больнов в своей «Педагогике встречи» („Pädagogik der Begegnung")

Неоспоримо одно: как бы ни хорошо учитель описывал курение вредной привычкой, но если он будет стоять перед учениками, сам куря и наслаждаясь никотином, то у него есть только две возможности выхода из положения: или он бросит курение или он больше никогда не будет попытаться убедить учеников в пользе „некурения". В любом другом случае он окажется неправдоподобным или безвольным существом.

Я и не считаю нужным говорить о примерах, имея в виду принципы механического усвоения и претворения в жизнь и при этом не обращая внимание на актуальное состояние, в котором находится отдельный человек или группа лиц и не думая о том, возможно ли в данной ситуации взять пример с данных предложений.

Конечно, в тесных отношениях „face-to-face" может быть обучение определенными шаблонами поведения и проверкой их выполнения. Но этот процесс еще ничего не говорит о цене шаблона и остается вопрос, является ли такое обучение приспособлением или взятием в пример.

И даже если стремятся через „авторитетностей" к учебной цели с помощью усиления желаемого образа поведения (shaping), то это не обязательно связано с ролью учителя служить примером. Наоборот, такой подход может привести к подчинению и безвольному включению в общее направление, а это в направление „сверху" „вниз".

Примером в педагогическом смысле учитель является тогда, когда он признается как более опытный, более компетентный, больше знающий, который умеет обучить жизни детей и подростков и у которого они и хотят учиться.

Учитель как „партнер своих учеников"

Учитель как доверенный своих учеников, педагогические отношения как процесс коммуникации и интеракции — это основа такого понимания профессии учителя.

Сюда же относится систематический путь к самореализации учеников, предоставление возможностей для того, чтобы накопить опыт и оправдывать надежды, где ученики могут найти и развить свое „Я" и, если надо, обратиться к учителю за помощью.

Само собой разумеется, что благодаря этому учитель является и партнером в диалоге, но ни в экзистенциалистском понимании О.Ф.Больнов (1959) в поисках ядра существования человека, ни в постоянном совместном философировании, и не в смысле учителей, которым быть представителями человеческого знания и опыта не по плечу. Учитель в процессе воспитания несомненно играет важную роль, но что ему приписывается „огромный вес" (В.Бём 1980, с.18), я не считаю полезным.

В центре всего для меня всегда стоит ученик, который вместе с уважаемым авторитетом учителей идет по пути своего воспитания.

К этому портрету учителя я обращусь ниже.

3.2. Раздумья о сегодняшнем учителе основные положения для дискуссии

Истинные учителя[1] это люди, сопровождающие других и помогая им в поисках своей индивидуальности. Это они делают обучая и воспитывая с той целью, чтобы их ученики сумели взвешивать и усваивать компетентность, чтобы они были в состоянии, используя все предоставленные им возможности, стать личностями, свободно и ответственно действующими.

Учителя в педагогической практике воздействуют тем, чем они занимаются и тем, кем они являются, своей деятельностью и своей личностью.

Чтобы четко показать, чем педагогическая практика истинных учителей отличается от более или менее удачных попыток повседневного воспитания, я хочу подробнее описать эту практику.

3.2.1. Педагогическая практика и деятельность учителя

Педагогическая практика — это сознательная, направленная на обучение и воспитание деятельность обученных с этой целью лиц, которые действуют по поручению учреждений, организаций или частных лиц.

---

[1] К сожалению, надо использовать прилагательное «истинные», т.к. также существуют люди, называющие себя учителями, которые оплачиваются, как учителя, но которые на самом деле являются заурядными работниками. Они проходят свою службу, далёкую от педагогики, и, выходя из школы, уже забыли о своих учениках, и, не имея педагогической совести, они счастливы.

Учителя, работники отдела социального обеспечения, являются лицами с соответствующей подготовкой.

Первые из них действуют по поручению учреждения „школа" и, таким образом, вносят себя как личность в процесс воспитания.

Специфика деятельности учителей — в реализации их отношений

- с их учениками
- с их служебными делами
- с их социальной и естественной окружающей средой.

Специфика деятельности учителей в том, что она основывается на взаимоуважении и взаимодействии с учениками.

Специфика деятельности учителей — планирование:

- планирование
- организация
- помощь и руководство
- проверка и оценка ученической деятельности.

Это значит, что учителя должны быть

- авторитетом по своей специальности
- адвокатами культуры и разума
- организаторами и регуляторами социальных отношений, а также
- отзывчивыми, близкими подросткам, убедительными партнерами.

Если мы теперь рассмотрим разные взгляды на профессию учителя и подумаем, кто не считает себя в праве дать учителю добрые советы и предъявить к нему требования, то неудивительно, что еще сегодня приписывают учителю качества, которыми обладать одному отдельному человеку не по силам.

Таким образом, от учителей ожидают, что они являются „ярким примером", их репутация („имидж") стилизуется до мистифицированной идеальной картины, они должны быть „клинически чистыми" и „антисептическими", свободными от любого недостатка, оснащенными одними добродетелями.

Если взять на себя этот труд и рассмотреть записи об учителе, то нередко там можно встречать каталоги добродетелей. Некоторые авторы смогли на нескольких страницах описывать хорошие качества учителя.

Чувствительный студент-педагог, прочитав три страницы, совершил бы самоубийство, так как он предчувствует почти нерешаемые задания, с которыми справиться вне человеческой силы.

Представьте себе, что в начале обучения вам с подробностями сказали бы, что вы должны уметь в конце обучения. Что случится?

Множество студентов переключило бы свои мозги на „защитную функцию" и сразу же забыло бы о том, что говорится. Те, кого ничем не проймешь, задавали бы еще несколько вопросов, чтобы сбить читающего лекцию, и боязливые прилежные старались бы все записать, что им удастся.

Что же приносят такие идеализации и каталоги добродетелей? Ничего! Во всяком случае ничего разумного!

Даже если каждая деталь имеет свой смысл и если было бы хорошо, если бы она была свойственна учителю, то в первую очередь надо обратить внимание на требования к учителю, которые в своих точках соприкосновения помогают развивать сеть многообразия в деятельности учителя.

Каковы же главные задачи учителя?

> Учителя в первую очередь дают поддержку в жизни, они учат жизни в более или менее сложных социальных отношениях, терпеливо и интересно передают знания, кладут начало умениям, дают созреть пониманию и для всего этого создают необходимую обстановку.

> Они согласуют (не направляют!) ходы развития, позиции, образ мышления отдельных и разных индивидуумов, избегают, устраняют и исправляют трудности в воспитании, в соответствии с успеваемостью и социальным поведением делают различные предложения.

Исходя из факта, что ученик примерно 40-70% всей информации получает вне школы, учителя составляют себе представление о сути этой информации и в школе надлежащим образом ссылаются на нее.

> Они поддерживают ученика и его родителей в выборе дальнейшего пути в профессиональном обучении, в учебе и в профессии и вообще в развитии личности ученика.

3.2.2. Качественные характеристики деятельности учителя

Учителя должны знать своих учеников, должны действовать в согласии с их индивидуальными потребностями.

Опытные учителя избегают исправительную педагогику, постоянно идущую по пятам и исправляющую неправильное поведение. Они пытаются обращаться с учениками таким образом, чтобы неправильное поведение встречалось лишь изредка. При этом совершенно ясно, что в педагогической практике, конечно, надо исправлять поведение и упражняться. Вопрос только в том, какие умственные и социально интегративные предпосылки для этого имеют ученики.

Как только учителя приступают к деятельности, они находятся в точке пересечения двух требований. Они должны взвешивать, поскольку они дают волю намерениям отдельного; и с какого момента они должны ссылаться на обоснованные требования других:

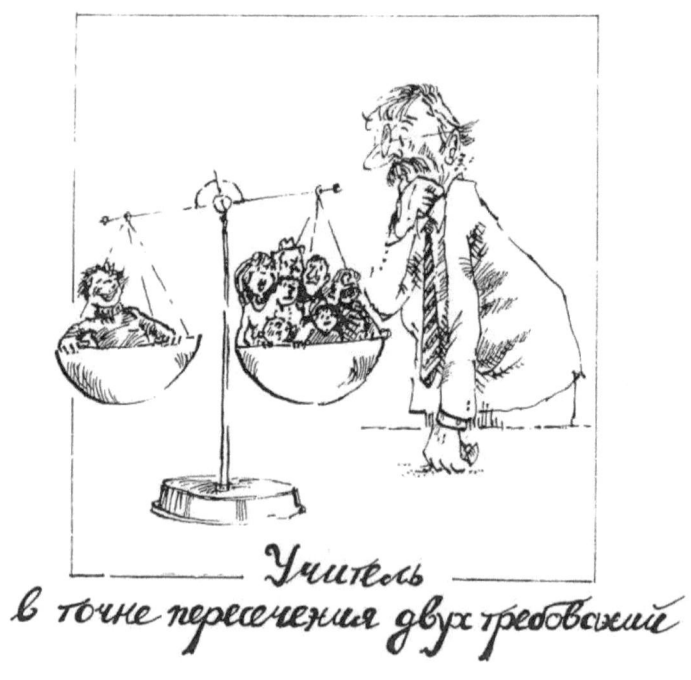

Илл. 9: Школьный учитель в точке пересечения двух требований

Их задача в том, чтобы подвести подростков к общественным интересам, к смыслу и значению научного, культурного и социального, к человеку, находящемуся рядом с ним, чтобы ученик учился лучше понимать мир, других и самого себя:

1. Деятельность учителя, таким образом, всегда является целенаправленной социальной деятельность, которая делает человека способным сделать самого себя приспособленным к жизни.

По-моему, хороший педагог — это специалист в своей области, социальный педагог и человек, умеющий специфически соединить и расширить эти два свойства.

Свои уроки он посвящается и таким вопросам, как:

Какие ценности ученики должны познать и какие признать?

К каким идеалам они должны стремиться?

Что сегодня и завтра является важным при разумном изображении социальных отношений?

Учитывая до того достигнутые воспитательные воздействия и реально существующие общественные условия и противоречия, он никогда не сажает детей и подростков под „стеклянный колпак искусственно произведенных педагогических лабораторных условий“, а вместе со своими учениками находится в жизненных условиях и воспитывает их, не теряя связь с жизнью:

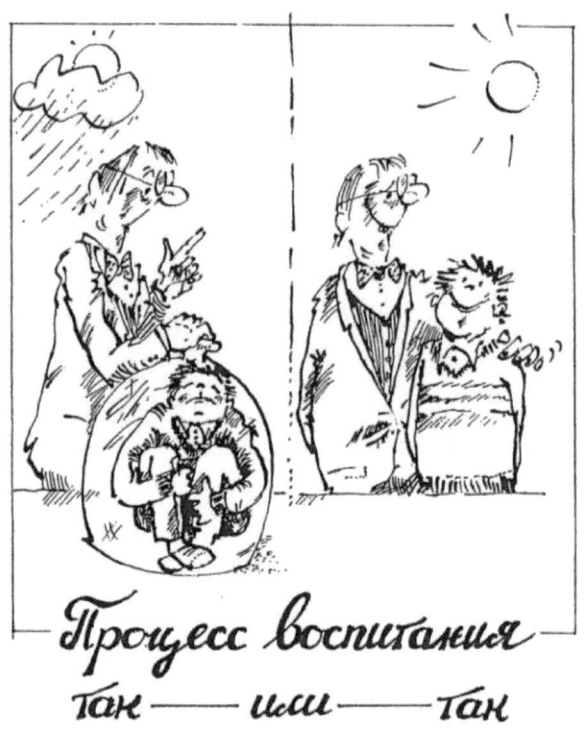

Илл. 10: Процесс воспитания

2. Деятельность учителя является динамической, подвижной и гибкой. Конкретное педагогическое поведение, методика деятельности, но и цели, когда к чему надо подойти педагогически, изменяются с общими и актуальными условиями.

Из знания общих целей и их оценки, из выбора и уточнения учителя, пользуясь своим уважаемым учениками авторитетом, выводят такие цели, которые они в своей педагогической деятельности преследуют в пользу учеников и вместе с учениками.

Хороший учитель знает, чему завтра обучать и как это делать с наибольшей пользой для каждого отдельно и для всего класса.

Но он и знает, что планирование — это одно, а педагогические будни — другое. Непредвиденные натянутые отношения или события могут свести на нет „лучшие" планы.

Итак: лучше не планировать и идти на уроки „live" неподготовленным!? И это иногда должен уметь хороший учитель, хорошая учительница.

Только бывают и такие учителя, которые постоянно „едва сводят концы с концами". С другой стороны, нам известны и „сверхпланировщики", которые аккуратно, точь в точь, обращая внимание на все возможные случаи, планируют свою деятельность. Они постоянно разочарованны, потому что почти никогда происходит то, что они планировали.

Я думаю: планирование деятельности для учителя несомненно важно, но это планирование должно ограничиться самым необходимым и должно быть „эластичным", чтобы оно годилось для педагогической деятельности.

Представьте себе, что вы утром входите в седьмой класс и должны увидеть, что рядом с окнами движется грузоподъемный кран, который был установлен за ночь .
Если вы теперь крану не посвящаете как минимум десять минут, то весь дальнейший ход урока будет просто разговор в пустоту. Было бы хорошо, если бы вам удалось, использовать кран как мотивирующий и ориентирующий на цель урока момент.

Учителя, которые ожидают от учеников, что они так же обучаются, как учитель это считает правильным, тоже часто огорчаются.

Наоборот, надо учиться спокойно принимать тот факт, что то, что я как учитель считаю правильным и полезным, не обязательно совпадает с тем, что ученик считает полезным.

Обучение учащихся подчиняется иногда другим интересам и следует по другим дорогам, но это не значит, что оно поэтому неправильно.

Что я хочу сказать: будучи педагогом надо быть терпеливым, надо уметь сдерживаться, не постоянно быть „Альфа-личностью". Педагог должен уметь наблюдать за развивающиеся активностью.

Ученики могут абсолютно самостоятельно творить разумное.

„Быть динамичным" также значит, в подходящий момент предъявить высокие, индивидуально „взвешанные" требования и обращать внимание на их выполнение.

При этом надо исходить из того, что в деятельности учителя бывают прогресс, застой и неудача и, что учителя рядом с высокими умениями и педагогически-методическим чутьем должны быть толстокожими, нуждающимися в мужестве, в выдержке и во многих идеях.

Я чувствую отвращение к педагогическому Рембо, но как учитель ежедневно и ежеминутно нужно приготовиться ко всему и надо упражняться в том, чтобы всегда находить подходящее решение.

3. Деятельность учителя является индивидуальной деятельностью. Эта профессия привязана к рабочему месту со своими индивидуальными успехами и неудачами, с которыми надо справиться. Как молодой учитель и молодая учительница надо приготовиться к тому, что даже при высокой профессиональной квалификации и педагогической компетентности может пройти много времени, пока появяться успехи в воспитании. Успехи в школьной повседневности ведь зависят не только от личности

учителя, но и от свойств и качеств учеников, родителей, коллег и от других факторов.

Учитель не один воспитывает учеников, хотя и не весь преподавательский состав школы воспитывает.

Главным воспитателем по-прежнему являются родители. Их в общей тенденции имеющееся центральное влияние на собственных детей находит подтверждение в эмпирических исследованиях. Но несомненно и следующее: учителя оказывают решающее влияние на жизнь и развитие своих учеников. Это в единичном случае дойдет до того, что слово учителя выше ценится, чем слово родителей, феномен, особенно распространенный в младших классах или что ученики видят в своем учителе доверенного, который на месте родителей выполняет важные функции.

Чтобы ответить таким требованиям, учителя нуждаются в положительном личном воздействии, в педагогической чувствительности, в характере и в хорошем осознании собственного достоинства.

Им дается в руки огромная власть:

• Они могут воодушевлять учеников или отравлять их обучение.

• Они могут способствовать развитию талантов или задушить их.

• Они могут способствовать становлению уверенных в себе и с сильной волей личностей или сломать личность учеников.

Дети чаще всего безоговорочно доверяют учителям, а вот у подростков это доверие с каждым днем надо вновь завоевывать. Но когда мы не разочаровываем учеников, когда мы ищем близость с учениками, когда возникает симпатия, тогда уважение перед учителями продолжается и до подросткового и взрослого возраста.

Учителя идут навстречу своим ученикам, пытаются мысленно вжиться в мир их желаний, надежд, забот, нужд и боязней. Они вместе со своими учениками взбираются на следующие вершины познания, провожают их на пути в другие области жизни.

Идти навстречу, проводить, развивать:

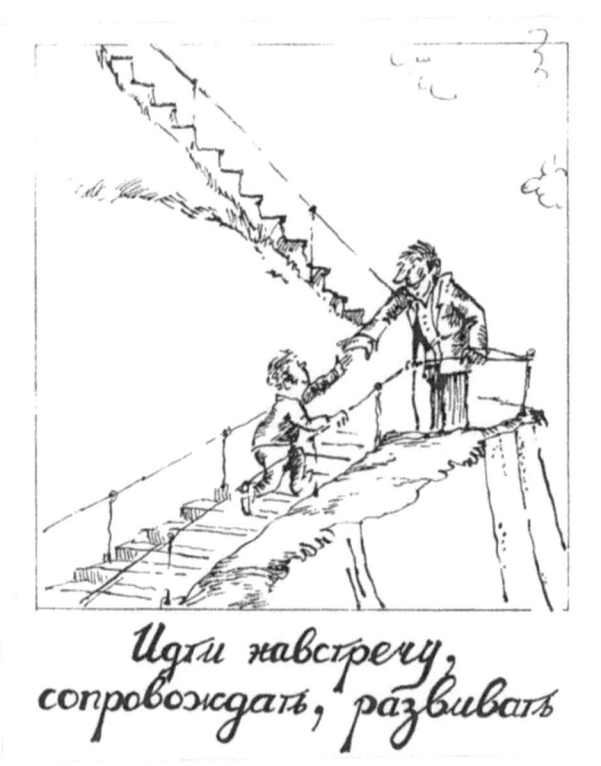

Илл. 11: Идут навстречу, сопровождают, развивают

На этом пути вверх учитель обнаруживает у учеников особые способности и качества поведения и способствует их развитию так, чтобы в конце концов ученики знали и умели больше, чем их учителя.

Это наибольший успех педагогической деятельности, так как таким образом возникает настоящий прогресс.

4. Деятельность учителя нуждается в определенной легкости. Этим я имею в виду не легкомысленность, а легкость на солидном, профессионально качественном фундаменте. Кто как учитель еще не владеет педагогикой, кому еще трудно дается применение психологических познаний, кому еще нужны большие знания из учебника, чтобы правильно готовиться к урокам, тот пока имеет мало места для легкости. Он является пленным своей еще недоразвитой компетентности.

Легкость в профессиональной жизни приходит с умением, с опытом, с высокими требованиями к самому себе.[1] Она — признак педагогического суверенитета.

Туда же относится личная уравновешенность и радость в работе с детьми и подростками, а также господство над стрессом.

По-моему, учителя не обязательно должны скрывать от учеников свои заботы или чувства, но было бы неуместно с педагогической точки зрения, если бы это мешало воспитанию. Так вполне возможно, что в определенных ситуациях необходимы большая сила воли и самодисциплина, чтобы выполнить свою работу удовлетворительно. Если у учительницы мигрень и она считает, что может провести урок,

---

[1] Не каждый учитель, думающий, что он проводит урок свободно, действительно является хорошим учителем. Надо постоянно предъявлять к себе более высокие требования и подвергаться критике, чтобы узнать, что на самом деле человек умеет

то ученики не должны вместе с ней страдать от мигрени. Если учитель долго и с большими трудностями готовился к уроку, то ученики не должны заметить, в отрицательном смысле, эту подготовку.

Всегда требуется „педагогический такт", иногда и актерский талант, способствующий обучению и воспитанию.[1] Это не только относится к откладыванию в сторону плохо влияющих на воспитание личных проблем на сцене „школа", которая для активного учителя те „подмостки", которые открыли ему мир. Это относится также к чтению стихов и к исполнению ролей на уроке литературы, к произведению увлекательной атмосферы при экспериментировании на уроке химии, физики или биологии или к воспитанию чувств на естественнонаучных экскурсиях.
Актерский талант нужен учителю и при обращении со словом.

Попытайтесь хоть один раз сказать 20 раз и разным образом 15-летнему ученику: „Смотри сюда!". Это возможно, но в этом надо упражняться, и правильное использование речи в разных конкретных ситуациях еще редко тренируется. Это и касается педагогически управляемого, дозированного волнения.
Разрешается ли учителю кричать? Да, если в этом есть педагогический смысл.

Но если ученики умеют систематически раздражать учителя так, чтобы он выходил из себя, то на лицах учеников будет видно удовлетворение. Ведь они добились своей цели. Краткий эмоционально проверенный и педагогически целенаправлен-

---

[1] Когда речь идёт об «актёрском таланте», здесь не имеется ввиду «вводить учеников в заблуждение», сознательно обманывая учеников, а применение актёрских элементов для положительного укрепления воспитания.

ный крик должен бы войти в репертуар учителя. Но такой крик не должен обидеть кого-нибудь.

В ходе дискуссии на какую-нибудь литературную тему может возникнуть беспокойство, что совершенно естественно. Когда я как учитель хочу обратить внимание на себя, то я это могу делать, при условии, что у меня с учениками партнерские отношения, громко говоря „эй“.
Но когда социальный климат между мной и учениками нельзя оценить или он даже натянут, тогда я должен рассчитывать, что мое „эй“ воспринимается как „авторитетное воображение“.

Опытные учителя умеют внести свой вклад в процесс воспитания и без слов. Они, например, не поварачиваются спиной к отдельным ученикам, когда они говорят с классом, они искусно используют мимику и жесты и многого добиваются движением руки, благодаря чему другие начинают свой доклад о дисциплине.
Даже тот факт, в какой одежде я предстану перед учениками, поможет выразить близость или дистанцию, симпатию или сдержанность.
Вместе с учениками воспитывать их и самого себя означает уважение их и сотрудничество с ними при соблюдении педагогической дистанции.
Учитель, приятельски подлизывающийся к ученикам, достоен сожаления. В конце концов он презирается учениками.
Речь идет не о том, чтобы отказаться от своей авторитетности, а о том, чтобы пользоваться авторитетностью в интересах учеников.

Каких учителей и учительниц мы помним, когда мы вспоминаем наши школьные годы?
Чем больше времени пройдет, тем больше останутся в нашей памяти те, у которых мы научились чему-то для жизни. Это те, которые предъявили к нам

высокие требования, которых мы, может быть, тайком или открыто проклинали. Но их мы всегда уважали, так как они много знали и умели, так как они знали наши сильные и слабые стороны, они справедливо оценивали нас, понимали нас, были нашими друзьями.

Время, вместе проведенное учениками и учителями, также должно быть и веселым и наполненным шутками. Учителя нуждаются в юморе.

Бертольд Брехт (B.BRECHT) в своём „Господин Пунтила и его слуга Матти" пишет: „Человек без юмора — это не человек" (1973, с.304).
И он прав! Природное остроумие учеников мы на наших уроках должны использовать как источник веселости. Я говорю о юморе, не о нелепости и дурачестве. Учитель никогда не умеет так же дурачиться, как это умеют подростки в любой момент. Он всегда остается с носом, не говоря уже о потере авторитета.

Как я понимаю юмор на уроке?
Вот пример для учительниц, работающих в старших классах:
Когда вы работаете в старших классах, да ещё мода диктует носить сверхкороткие мини-юбки, случилось так, что именно на вашем уроке доска застряла в самом верхнем положении. Так как вы привыкли исписывать всю доску, вам надо дотянуться до верхних строк. Это для жизнерадостного ученика Павла Р. может быть поводом, кивая головой, ясно и громко произнести „Тссс!...". В этот момент к вам как к опытной учительнице предъявляется высокое требование. Вы можете возмутиться и упрекнуть Павла Р. в „наглой словесной сексуальной бестактности".
Тогда все над вами смеются, хотя бы только про себя.
Но вы можете сказать: „Ну, Павел, ещё никогда в жизни не видел ногу?" Тогда тоже все смеются, но над Павлом Р. Вот это и есть юмор.
Вы справились с ситуацией, доверчивая обстановка закрепилась.

Упражняться в том, чтобы иметь юмор, это постоянная задача любого хорошего учителя. Юмор — это важный признак педагогического мастерства и в его совершенной форме „... один из элементов гения ... " (Гёте, 1966, с.533).

5. Деятельность учителя требует всю личность учителя и в то же время развивает его. Мы знаем: недостаточно иметь только хорошие знания. Надо уметь передавать эти умения и знания, при этом понятно доступно, овладеваемо.

Если это происходит успешно, то учителя должны быть новаторами познавательных процессов и советчиками для своих учеников. Благодаря хорошему знанию чувств, проблем, мыслей своих учеников они должны служить примером, иметь влияние на развитие характера учеников, они должны выступать убедительно, возбудить чувства, наглядно, постижимо, сохраняя связь с жизнью и индивидуально передать знания, а также помочь развить умения, навыки и привычки.

Однако ученики не желают иметь экзаменатора и поучителя.

Надо попытаться понимать их и любить их, чтобы педагогически успешно применить свою педагогическую и профессиональную компетентность. В этом процессе личность учителя должна действовать как целое. Иногда быть только „передатчиком" знаний, а потом воспитателем, иногда активно выступить, а потом „отдыхать" от своей профессии прямо в классе, это не „credo" педагога.

Основным положением его деятельности является следующий тезис: „A little ain´t enough; немножко — это недостаточно!"

6. Деятельность учителя является многофакторной. Мы уже не раз говорили об условиях для воспитания. Я еще раз хочу подчеркнуть: главное условие, которое нужно принимать во внимание, это конкретный ученик, конкретная ученица.

Любая педагогика, не требующая этого и не обращая внимание на это, является „педагогикой в себе" или педагогикой для других, только не педагогикой для учеников и индивидуального оптимального развития их личности.

Следующим важным фактором воспитания я считаю родителей и их решающее влияние на развитие их сыновей и дочерей.

Дружеские компании и неформальные группы также являются недооцененными факторами влияния на образ жизни и планы на будущее подростков. Вполне возможно, что признание одних норм связано с отказом от семейных и школьных норм. Возраст учеников и их индивидуальные особенности и в этой связи должны учитываться.

Собственная образовательная и воспитательная деятельность в школе также зависит от качества работы других учителей и от в общем координированном образе действий.

На уровне актуальных условий надо принимать во внимание непредсказуемые события, настроение учеников и учениц, учителей и учительниц и многое другое. Конечно, эти и другие факторы выступают не одно за другим, а чаще всего в разной степени они все имеются, и мы должны справиться с ними педагогически.

Деятельность учителя является интересной деятельностью с многообразными требованиями. Красота этой профессии лежит в своем требовательном, динамичном, творческом, но и хрупком предмете: быть помощником подрастающему молодому человеку на сегодня и на пути в дальнейшую жизнь. Это постоянно вызывает к новому и предоставляет ученикам и учителям возможность лучше познавать друг друга.

Хорошая педагогика поэтому всегда направлена на „wellness"(«велнес» – хорошее самочувствие), на гармонию разума, тела и души при решении любых задач. Это касается как воспитанников, так и воспитателей и их педагогических взаимоотношений.

4. ЦЕЛЬ ВОСПИТАНИЯ: САМОСТОЯТЕЛЬНО ДУМАЮЩАЯ И ДЕЙСТВУЮЩАЯ РАВНОПРАВНАЯ ЛИЧНОСТЬ

4.1. О цене целей воспитания

Луций Анней Сенека (L.A. SENECA, 4 до н.э., 65), римский государственный деятель, философ и поэт заметил в своих „Диалогах": „Если капитан не знает, к какому берегу направить корабль, то никакой ветер не будет попутным".

Человеку нужны цели, чтобы разумно действовать.

Но что же это такое цель? У немецкого психолога, физиолога и философа Вильгельма Вундта (W.WUNDT, 1832 - 1920) можно прочитать: „Цель - это предвзятое представление о результате нашей деятельности" (1862).

В новейших психологических словарях цели также описываются как „мысленно предвзятые будущие состояния или конечные точки какого-то развития".

Это хорошо звучит, не так ли?

Я думаю, что эти определения цели содержат лишь правду наполовину.

Строго говоря, признание этих определений является ярким примером того, как из-за неопытности, умственной усталости или из-за слепой веры в авторитетность применяются когда-то написанные или необъясненные высказывания.

Что же там на самом деле написано?

Если мы возьмём, например, ученика Петра, который в школе по определённым причинам ослабил поводья, при этом он мысленно осознаёт, что этим он сам себе создаёт дополнительные проблемы.

Даже если Пётр перед всем классом будет отмахиваться от проблем, делая вид, что их не существует, в глубине души он бы охотнее избежал неприятностей. Конечно же он не стремится к проблемам, но он знает, что ждёт его впереди.

Что же это такое - цель?

Цель — это сознательное мысленно предвзятое будущее состояние или конечная точка развития, соответствующая намерениям того, кто ставит перед собой цели.

Если ученик Петр своим поведением показывает, что он хочет иметь неприятности, то неприятности являются его целью.

Человек в принципе является существом, одаренным разумом и фантазией, он не может развить свою личность без постановки целей.

Для немецкого антрополога и педагога Генриха Рота (H.ROTH, 1966) человеческая жизнь в аспекте цели является постоянной постановкой целей, ошибкой и возобновлением целей (с.354). Человек, больше не ставящий перед собой целей, перестанет быть человеком. В пространстве между целью и действительностью человек и познает смысл своей жизни. Нереальные или идеалистически превышенные цели могут привести не только к хроническим неудачам, неврозам и агрессиям, но и к безропотному смирению, равнодушию, апатии и к отказу от вполне разумных, достигаемых целей.

Ясно одно: каждая разумная цель — это шаг вперед.

Гуманистическое воспитание как взаимодействие социализации и индивидуализации прямо или косвенно имеет своей целью приподнести воспитанника на ближайший, желанный им уровень самоосуществления и, таким образом, быть направленным на будущее.

Из этого выводятся две персонально различные главные цели, определяющие процесс воспитания как педагогическое отношение:

На первом месте стоит стремление к изменению структуры психических компонентов воспитанника. В том числе:

- изменение его качеств характера (как соответствия психическим содержаниям, процессам и состояниям), но и непосредственное влияние на

- психические процессы (как, например, процессы познания, оценки и принятия решения)

- психические состояния (как, например, эмоциональные состояния).

Значит, речь идет о развитии внутренних расположений для относительно постоянной (прочной) деятельности и поведения, а не о мгновенной деятельности.

Вторично тесно связан с изменением психической структуры воспитанников потенциал возможных вспомогательных средств обучения и воспитания, чтобы педагогически добиться желаемых изменений согласно с индивидуальным развитием.

С этой точки зрения воспитательной целью является желаемое изменение структуры рапсоложений воспитателя, ведущее к соответствующему методически-дидактическому и социальному поведению.

Поведение воспитателей и воспитанников для нас является признаком того, в какой мере воспитательные цели выражены в той или иной форме.

Чем устойчивее в разных ситуациях человек действует и поступает согласно с поставленной целью, тем правильнее предположение: цель достигнута.

Опытный педагог определяет воспитательные цели, исходя из внутренних связей реально протекающих процессов, принимая во внимание условия деятельности. Основой для определения воспитательных целей для него являются социальные процессы, социальная деятельность как реально существующая форма движения социальной жизни, включая социальную интеграцию как индивидуально значимый регулятив деятельности.

Наивысшим масштабом для определения целей в процессе гуманистического воспитания должна быть педагогическая совесть.

Это значит, воспитательные цели должны предоставить возможность „быть человеком", должны гарантировать свободное развитие личности, помочь человеку жить достойно и внести свои знания и умения, свой вклад в развитие общества.

Любая цель, делающая человека слугой другого, приказывающая к благоговенному подчинению, злоупотребляющее человеком как средством добивания экономических, политических или личных интересов или вызывающая страх, с гуманистическим воспитанием ничего общего не имеет.

Воспитательные цели должны быть направлены на то, чтобы подготовить отдельного индивидуума соответствовать социокультурным требованиям того мира, в котором он живет и в то же время критически относиться к ним. Только таким образом он противостоит давлению приспособления и активно включается в социальные и культурные конфликты, способствуя развитию собственной личности и общества и с высокой ответственностью принимает участие в решении этих конфликтов. Воспитание как процесс сознательной социальной деятельности нуждается в целях. Эти цели являются помощью в ориентировке для деятельности воспитателей и воспитанников, придают их деятельности правильное направление и импульс и, таким образом, приводят к истинной реализации.

Очевидно, что для развития личности можно вывести цели в необозримом множестве на самых разных уровнях. Они, например, могут быть направлены на передачу традиций, на осваивание настоящего и будущего. Но учителя в рамках их специфической воспитательной практики, в которой они действуют, всегда зависимы от выбора и иерархии целей. Отсюда вытекает вопрос: из чего учителя выводят воспитательные цели, откуда они берут цели?

4.2. Кто определяет цели?

Кто развивает представления, какими должны быть подрастающие дети, кем они должны стать? Кто решает, что достойно того, чтобы стремиться к нему?

Это:
  - родители и родственники,
  - учителя и учительницы,
  - другие доверенные лица,
  - ученики и ученицы

или это:
  - философы и антропологи,
  - социологические- педагогические и психологические
    теоретики,
  - хозяйственные органы,
  - юристы,
  - организации,
  - церкви,
  - политические партии,
  - государство?

Общепризнан, наверное, следующий факт:

в истории человечества отдельные лица или группы лиц в соответствии с их социальным положением и мировоззрением пережили ситуации, которые дали созреть в них опыту и представлениям, как должны будущие поколения вести себя лучше всего, чтобы сохранить и развить определенные формы жизни.

В зависимости от индивидуальных и групповых интересов, от сословных интересов и от представлений людей с большей или меньшей материальной собственностью и связанной с этим властью развивались порядки со специфическими масштабами ценностей, из которых выводились соответствующие воспитательные цели. Эти цели содержат представления о ценностях и выведенные из них требования, основные положения и правила, так называемые социо-культурные нормы, которые путем воспитания трансформируются и должны действовать в практической жизни.

При многообразии конкретных ситуаций мать, отец, а также учитель или учительница не всегда и не везде дают себе отчет в том, чтобы действовать согласно с социокультурной нормой. Многое протекает и происходит интуитивно, бессознательно, даже подсознательно, но при этом не обязательно неправильно. Индивидуально прожитое, из личного опыта полученные представления о нормах и ценностях, а также теоретические высказывания о групповом или человеческом опыте часто являются совместной основой их воспитательной деятельности. Нередко среди них можно найти педагогических умельцев, которые, когда хочешь узнать о мотивах или даже теоретических основах их поведения, говорят: „Этого я сказать не могу, я как посчитал правильным, так и сделал". Воспитательные цели, которым свойственно такое ситуативное воспитание, которые относительно частично и некритически взяты из повседневного опыта, из привычек и традиций, которые подлежат common sense[1] (Ф.В.Крон; F.W.KRON, 1989, с.251) и называются **неформальными целями.**

Но школа и состоящаяся в ней институционализированное воспитание прежде всего строится на более или менее научно обоснованных, сформулированных, выбранных и проверенных

---

[1] „Common sense"- понятие шотландской школы английской философии, содержащее «здравый человеческий смысл как исходная позиция познания», непринуждённый, стихийный способ реалестически реагировать в повседневной жизни.

немалым количеством государственных служащих формальных целях.

Это значит, что воспитательные цели всегда зависят и от качества общественного строя, государства и проведенной им политики. Формальная воспитательная цель так же хороша, как само государство и политика имеющих власть группировок, проводящих в жизнь регламентации или способствующих демократической дискуссии целей.

Когда мы пунктуально рассматриваем историю, тогда мы встречаем разные основные мысли, чего должно добиться воспитание. Исходящие из этого воспитательные цели при этом часто превращались в шаблоны и в своем полном объеме понятны только в связи с исторической ситуацией и направлением педагогического мышления того времени.

Очевидна тесная связь с существующим образом жизни, с типичными формами жизни определенных групп людей, а также с идеалами, носящими на себе идеологический и педагогический отпечаток.

С культурными и общественными переменами, с изменением представлений о ценностях и нормах изменились и воспитательные цели и само воспитание:

- В античности (прим. 800 до н.э. - прим. 1400 до н.э.) еще существовали устойчивые идеалы (образцы). Девушки в древних Афинах (прим. 500 до н.э.) исключались из всякого государственного образования и воспитывались с целью нравиться мужчинам и быть им полезны.

  Мальчик для надзора над ним и личной охраны получал направляющего его педагога-воспитателя. Целью его обучения было гармоническое, телесное, умственное и нравственное развитие всех сил. Он становился мужчиной, каким он должен быть: красивый, благородный, добрый.

При этом сознательно речь не шла о трудовом воспитании. Труд был делом „говорящих" инструментов, рабов, которые представляли собой решающую материальную и частично духовную основу афинской демократии.

- В начале XVII в., во время раннего капитализма и возникающих национальных государств в Европе чех Ян Амос Коменский (J.A.KOMENSKI, 1592-1670) проектировал свою школу как „мастерскую гуманности". Набожность он понимал как средство истинного обучения и целью воспитания он в своей „Didactica magna" назвал трехкратное назначение человека: Он разумное существо, господствующее над всеми другими существами, существо, являющееся зеркалом и радостью своего творца (1957, с.67).

  „Всех учить всему"[1] и „вечная душевность" (1967, с.93) — это цели воспитания.

- С середины XVIII в. до первой трети XIX в. большие части Европы были восхищены идеями просвещения (Французская революция 1889 - 1894). Жан Жака Руссо (J.J.ROUSSEAU,1712-1778) стремился к „естественному человеку". Принятому в дворянских кругах воспитанию к поверхностной игривости, к духовной вялости и к нравственной недодуманности он противопоставил картину нового человека, разумного, но не без страстей,

---

[1] Имелось в виду, что передаваемое людям всех слоёв пансофское, т.е. направленное на всеведение, знание охватило бы основы, закономерности и цели важейших вещей и процессов (J.A.Komenski 1957, s.97)

уверенного в себе, но не без скромности, самостоятельного, но и покорного, восполненного самолюбием и прежде всего „падкого на пользу своей деятельности". Это человек, который в упраляемом гражданами государстве может быть хорошим, полезным и любящим отечество гражданином (1857).

Филантроп Кристиян Готтхильф Зальцман (C.G.SALZMANN, 1744-1811) определил цель воспитания следующим образом: „воспитать здоровых, жизнерадостных, рассудительных и добрых людей, сделать их счастливыми и привить им способность содействовать благу других людей". Его понимание просвещения было менее „по-французски", он понимал просвещение как „высокое искусство, все непослушание навсегда сделать невозможным" (1973, с.150).

Поэтому необходимо, чтобы учителя „обучали подростков сразу же в школе тому, что начальство, законы, послушность законам и налоги необходимы, если народ хочет быть счастливым... " (1793, с.141). Только таким образом он считает возможной общественно полезную, патриотическую и счастливую жизнь.

Август Герман Франке (A.H.FRANKE, 1663 - 1727) связывал обучение с трудовой деятельностью и подобно Зальцману стремился к школам равных для всех слоев. Целью его пиетистического[1] воспитания были „истинное божественное блаженство" и „христианское благоразумие", достигнутые строгостью, послушностью и подчинением.

---

[1] Пиетизм был вероисповедованием, которое видело свою главную задачу в том, чтобы от бесполезного научного спора о вероисповеданиях послереформационного времени вернуться к «истинной набожности» и к «практическому христианству деятельной любви к ближнему»

Британец и пресвитерианец[1] Джон Локк (J.LOCKE, 1632-1704), идеолог английских крупных купцов, банкиров и крупных землевладельцев, придавал воспитанию буржуазно-антифеодальную ориентировку. Пусть все подростки получают воспитание, „которое, принимая во внимание разные условия воспитанников, явилось бы самым легким, самым коротким и самым полезным, чтобы сделать из них добродетельных, полезных и способных в своей профессии мужчин" (sine loco, с.5). Касательно молодого джентельмена, Локк предложил каталог норм поведения английского образца, в согласии с которым джентельмен должен был обладать добродетелью, мудростью и знаниями (sine loco, с.95).

- Ко времени становления капиталистического образа жизни в Европе и распада феодальной системы в конце XVIII в. жил швейцарец Иоганн Герих Песталоцци (J.H.PESTALOZZI, 1746-1827). Он стремился к профессиональному и общему обучению, которое было бы подчинено всеобщей цели образования человечества (1927a, с.287). Двойной целью его педагогических стремлений было развить силы молодого человека в такой мере, чтобы он был экономически самостоятельным и вырос нравственно автономной личностью, признающей свое общественное положение априори. Направленная на непосредственную целесообразность и полезность цель воспитания способствовала выявлению природы человека,

---

[1] Группа пуританцев. Из гречес.: «пресвитер» - председатель первоначального христианского прихода. Избранным представителям церковного прихода предоставлялось большое влияние на руководство церковью

так что тот в соответствии со своей „задачей" в обществе смог прийти к мудрости (1927a, с.270).

Рубеж XIX/XX вв. имел на себе отпечаток идей просвещения, романтизма и американского прагматизма. Это было время глубоких экономических и социально-культурных перемен, старая школа со своей муштрой к зубрежке отвергалась. Эллен Кей (E.KEY,1846 - 1926) провозглашала „век ребенка" и воспитание без учебной программы и систематической передачи знаний. Это была эйфористическая амплитуда колебаний маятника в сторону другого экстремума, но ни в коем случае не смягчает цену этих реформистских идей. Мысли Эллен Кей и других реформаторов внутри и вне границ Европы, к которым рядом с педагогами относились также философы, политики и художники, прежде всего были направлены на следующие цели:
• сознательное взаимодействие школы с социо-культурным развитием,
• сближение школы с реальной жизнью и связь школы с трудовой деятельностью,
• повышение активности, самостоятельности и уверенности учеников в себе, а также
• освобождение методов обучения и воспитания от схематизма и формализма.

При этом некоторые педагоги-реформаторы обратились только к отдельным целям, а не к их целостности.

Так, например, Эллен Кей хотела „предоставить природе ребенка спокойно и медленно развиваться" и в наибольшей степени ограниченное, антиавторитарное влияние со стороны воспитателя (1908).[1]

Мюнхенский городской школьный советник, будущий приятель баварского королевского дома, представитель среднего сословия в немецком Рейхстаге и университетский профессор Георг Кершенштейнер (G.KERSCHENSTEINER, 1854-1932) в 1902 г. предложил обучать детей не в общеобразовательной школе, а в профессиональной трудовой школе, разделённой по промыслам и ремеслам и дать им наряду с общим образованием профобразование (1910, с.121 след.). В годы Веймарской республики эта им предложенная мысль о взаимосвязи трудовой школы и гражданского воспитания существенно определила законы об образовании и школьную действительность. „Смысл трудовой школы заключается в том, чтобы с помощью минимального объема знаний достичь максимума навыков, умений и радости в труде в пользу гражданского убеждения (1913, с.79). Смысл Высшей школы для него состоял в „сущности и цене естественнонаучного обучения" (1914). Исходя из элитарного понимания способностей он считал: для большинства детей надо создать школы, в которых за недостатком раннего выдающегося интеллектуального дарования обучение должно основаться на ручной работе (1913, с.31).

- Нетрудно понять, что в отличие от мыслей Эллен Кей, Марии Монтессори или Рудольфа Штейнера цели Георга Кершенштейнера в националсоциалистических целях легко можно было видоизменять и злоупотреблять. Человек с

---

[1] См. «Свободное воспитание»

национальными убеждениями Г. Кершенштейнер хотел гордого народа, любящего свое отечество, живущего в мире и в согласии с разными социальными слоями и сознательно делающего это. Такой и была его школа.

Ведущие круги националсоциалистов, их покровители и без всякой критики преданные им слуги извратили эти мысли в „Третьем рейхе" немцев, придавали национальной гордости, чувству общности и взаимному уважению направление, одобряющее слепую жестокую ненависть ко всему „неарийскому". Разумный остался в пути; и это не только образно говоря. „Вождём всех немцев" возведенный Адольф Шикльгрубер (A.SCHICKLGRUBER, 1889-1945), на политической арене с 1928 г. известен под прозвищем Гитлер (HITLER), в 1940 г. так обобщал свои представления о воспитании:

„Моя педагогика жесткая... Слабак должен быть устранён… подрастет молодежь, от которой мир будет в испуге. Жестокую, властную, бесстрашную молодежь я хочу... В их глазах должен светится свободный роскошный хищник. Я хочу атлетическую молодежь. Это первое и самое главное... Я не хочу интеллектуального воспитания. Знанием молодежь испортится" (с.237).

- Социалдемократ и политик в области образования Август Бебель (A.BEBEL, 1840-1913), как Г.Кершенштейнер депутат в немецком Рейхстаге, сформулировал целью социалистической педагогики равное образование и воспитание для мужчины и женщины „с исключением отклонений, обуславливающих разность пола и их половые функции" (1946, с.585). Игра, обучение и трудовая деятельность понимались как взаимно дополняющееся единство. Семейное воспитание нужно дополнять воспитанием в „игровых залах" и детских садах, и ребенок должен подрасти под покровительством социалистического общества с функционирующей парламентской демократией. Техническое обучение и воспитание необходимы и должны быть связаны с трудом, „чтобы воспитать всесторонне образованного человека" (1946, с.561 след.). „Духовное обучение в самых разных отраслях знаний нельзя запустить" (1946, с.556).

- Воспитательные намерения философа и коммуниста Карла Маркса (K.MARX,1818 - 1883) были связаны с „классовым характером воспитания и с педагогикой классовой борьбы". Он хотел помочь пролетариату прийти к власти и свергнуть „класс буржуазии". В этом смысле революция для него была „высшей формой общественно преобразующей деятельности и поэтому особенно большого воспитательного воздействия". Маркс считал: материально и политически господствующий класс в то же время господствует и духовно и идеологически, определяет цели и содержание системы воспиатния и устанавливает, кому разрешается воспитывать в его духе. Классовый характер воспитания с необходимостью выводится из экономической структуры классового общества. Его отрицать можно только тогда, когда уничтожается классовое господство. Все теории об индифферентном, по отношению к классам, нейтральном или стоящем над классами воспитании поэтому неправильны (1959, с.472 след.).

Воспитание пролетариата должно быть связано с материальным производством (1959, с.482), „связь оплаченного продуктивного труда, умственного

164

образования, физической культуры и политехнического обучения высоко возвысит рабочий класс над высшими и средними классами" (1953, с.119). Целью воспитания является многосторонне и политехнически образованный человек, который, принимая во внимание его индивидуальность, участвует в общественной жизни по своим способностям и по своим потребностям. Но такое многостороннее развитие всех возможно только на высшем этапе коммунистического общества и проходит долгий путь (1952, с.39 след.).

- С возникновением социалистических государств, особенно после 1945 г., как этап к достижению этой цели, была выявлена цель социалистического воспитания. Так, например, в „Законе о единой социалистической системе образования" ГДР (1965 г.) можно было читать: целью воспитания является „высокий уровень образования всего народа, образование и воспитание всесторонне и гармонически развитых социалистических личностей, сознательно изменяющие общественную жизнь и природу, ведущие счастливую, достойную человека жизнь. „Любовь к родине, уважение друг к другу и к обществу, солидарность, высокое общее и специальное образование, развитие творческой личности, демократическое участие в делах государства — это были ценности, происходящие от гуманистических идеалов, за которые стоило работать в качестве педагога. Но что произошло в странах так называемого „социализма"? С одной стороны, с помощью политиков и преданных им педагогов на словах реальную форму приняла фиктивная далекая цель коммунистического воспитания. Воспитание рассматривалась не только во взаимодействии с политикой, а стала главной частью внутренней политики. Исторически возникшее гуманистическое содержание педагогики и связанное с ним изобилие педагогического опыта и возможностей находились в столкновении с управляемыми политикой партии прокламациями, которые уже не соответствовали воле, желаниям, заботам и нуждам большинства народа. Для многого, чего можно было достичь с помощью всех общественных сил в демократической борьбе за разумные решения, „на благо всех“ было дано указание. И потом формально было проведено в жизнь. С другой стороны, гуманистически задуманное оптимальное, многостороннее и гармоническое развитие личности индивидуума в систематически созданной фиктивной (лицемерной) демократии было пожертвовано партийным интересам. Места для истинной педагогики становилось все меньше и меньше, цели превозвышались и в политических целях относительно быстро объявлялись достигнутыми. Уже не хотелось иметь самостоятельно думающего, приходящего к собственным выводам индивидуума, а все больше устраивал высоко образованный верящий в идеологию попутчик. Большая часть народа политически злоупотреблялись и его оставили одного со своими идеалами. Кто действительно много работал и шел через жизнь мысляще критически, со стороны властных и часто некомпетентных рассматривался с недоверием и нередко должен был подчиняться „дисциплинирным мерам“. Это объективное удаление от основных идеалов человечества и связанное с этим экономическое и социо-культурное развитие стало роковым.

Каковы цели воспитания в динамических, плюралистских, стремящихся к демократизации современных государствах с высоко развитой промышленностью?

Общие цели здесь можно найти только в ограниченном количестве. Быстро изменяющиеся условия жизни, разные мировоззрения и масштабы ценностей, а также культурные и общественные перемены ведут к тому, что постоянно надо критически относиться к ценностям и нормам, к целям воспитания, включая вытекающую из них педагогическую деятельность.

История осуществления воспитательных целей была ни только историей реализации абсолютно установленных высших норм определяющих человека и его задачи в мире нормативной педагогикой, но и образцовым соответствием идеалам образования, которые развивались, упуская из виду реальность воспитания. (см. Б.В.ДИТЛЕЙ)

Цели воспитания определяются историей и обществом. Они всегда могут стать орудием власти политических партий или же представителем интересов других группировок или даже спонсоров.

Как минимум продолжает жить известный с античности феномен власти и связанная с ним нечестная политика. Только в более зрелых демократиях с плюралистским характером этот феномен имеет меньше шансов развить свое отрицательное влияние, чем, например, в диктатурах.

В этом и лежит огромная ответственность педагога как демократа и гражданина. Он должен поддерживать государство, когда то предоставляет свободному от манипуляции воспитанию решение поставленной перед ним задачи быть защитником молодых людей и когда оно всем участвующим в воспитании общественным силам предоставляет необходимые для этого установленные законом протранства и сферы деятельности. Педагог должен критиковать государство и помогая советовать, где самоосуществление личности, сознательно или несознательно, неоправданно суживается государственными мерами. Для плюралистического демократического общества это взаимоотношение, эта „борьба умственных и общественных сил" (Э.Вебер 1979, с.83) жизненно важна и востребованна со стороны государства. Как последнюю инстанцию решения об основных целях образования и воспитания демократическое государство ищет совет компетентных педагогов, которые в теории и практике трудятся с целью развития молодого поколения. В этом смысле учитель должен иметь политическую культуру, но не быть политически „верующим".

Чтобы мысли детей и подростков оставить свободными, для тогоб чтобы делать из них уверенных в себе, самостоятельно действующих людей, никогда им нельзя навязывать взгляды, ценности и нормы путем насилия и манипуляции, даже если мы на основе нашего опыта глубоко убеждены в правильности и необходимости их наблюдения.[1]

Процесс воспитания может быть успешным только путем честного отношения доверия и развития познаний, прямо связанных с опытом и миром подростков, а также

---

[1] В детском возрасте только возникакет самостоятельное сознание. Поэтому воспитатель в интересах ребёнка должен решить, какие меры он сам с точки зрения подростка и взрослого считал бы полезными и «разумными» для своего равзвития

ориентирующихся на разуме и объективности по отношению к рациональным аргументам.

Когда мы рассматриваем историю воспитания человека, тогда бросаются в глаза три идеала, которые в разных общественных формациях прогрессивными педагогами были признаны существенными и к которым и сегодня более или менее стремятся разные системы образования и воспитания:

□ равенство образования для всех (в смысле
   равенста шансов и не в смысле выравнивания),
□ многосторонность образования,
□ равновесие, гармония в развитии личности.

Так как воспитание является частью культуры общества, оно в своей форме и функции само является ценностью этой культуры и, другой стороны, вносит свой вклад в развитие других ценностей с целью прогресса.

При анализе конституций современных демократий можно найти относительно совпадающие учреждения, институты под названием „государство" сформулированны общие целевые установки для развития личности своих граждан. Так экономическая и социокультурная структура для своего дальнейшего существования и развития посредством государства требует людей, обладающих знаниями по специальности, способностями и навыками и умеющих предложить их рынку труда в нужной форме и в нужное время. Тесно связаны с этим вопросы воспитания к свободе и демократии: прививать способность к соблюдению прав и обязанностей, выявлять готовность к солидарной деятельности и демократической ответственности, делать человека чувствительным по отношению к этическим, культурным и религиозным ценностям, развивать человечность, любовь к ближнему, терпимость и уважение к достоинству другого, а также способствовать самостоятельности, критическому оцениванию, личной ответственности за свои поступки и творческой деятельности.

Церкви, партии, учреждения экономики (в Германии, например, торгово-промышленная палата, сельскохозяйственная палата и ремесленная палата), другие организации и объединения, а также учреждения и частные лица формулируют „свои" цели воспитания на самых разных ступенях абстракции. Но претендовать на абсолютность воспитательных целей объективно нельзя. Перед педагогикой в смысле понимающей и объясняющей общественной науки стоит задача анализировать это многообразие целей, синтезировать его и предоставлять общественности результаты для критического обсуждения (В.Клафки 1982, с.34 след.). Туда же относится выявление консенсуса основных демократических убеждений, чтобы разумно приподнести воспитательные цели.

Существует определенная открытость целей; и свобода учителей повышает их ответственность при принятии целей.

Разработанные ими цели воспитания должны соответствовать общепризнанным социокультурным иерархиям ценностей и обсуждаться со всеми воспитанниками на основе всем известных критериев.

При этом в такую дискуссию вливаются личные представления о картине человека, индивидуальные и возрастные особенности индивидуумов, видоизменяются, уточняются, расширяются или отвергаются цели.

На основе своей педагогической компетентности и своей педагогической совести воспитатель как носящий ответственность вместе с воспитанниками выявляет цели, соответствующие конкретной ситуации, конкретным обстоятельствам воспитания, которыми руководствуются и воспитанники и воспитатели:

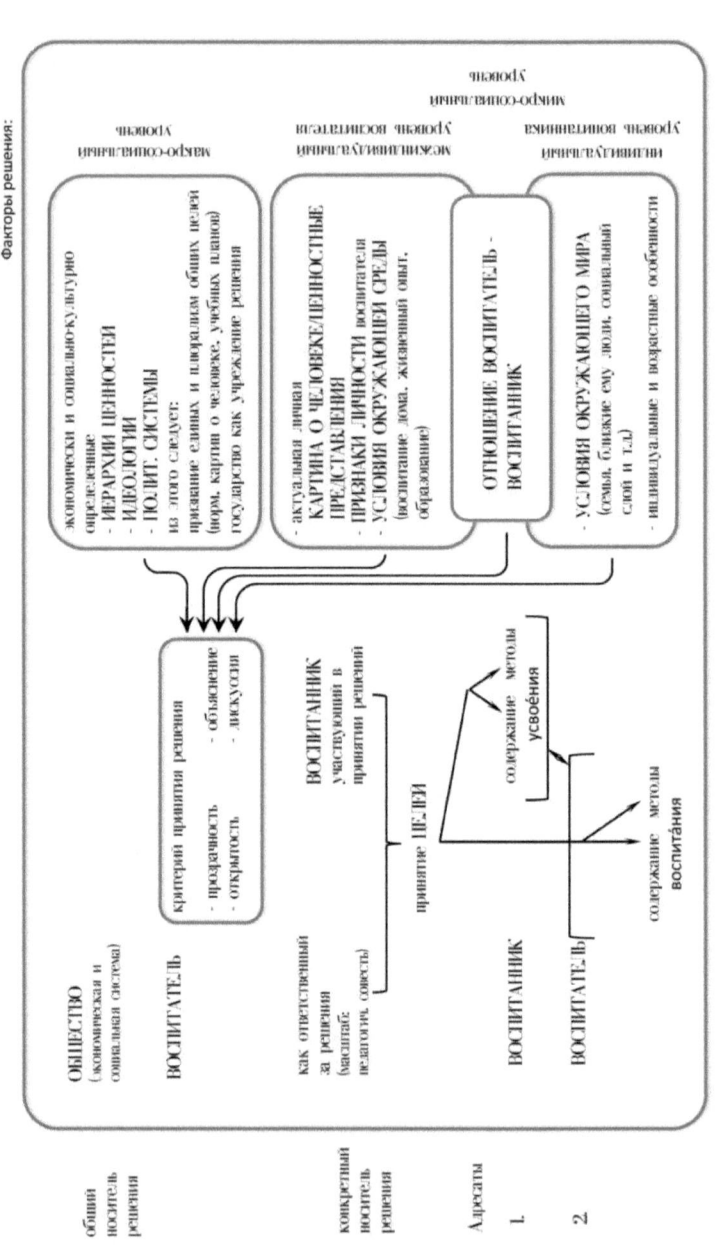

Рисю 4: Процесс формирования целей

Но педагогически малоэффективным будет обсуждать с младшими школьниками воспитательные цели исключительно в форме успеваемости и поведения. Или же вы думаете, что 13-летний радостно и взволнованно будет ёрзать на стуле, когда вы будете говорить ему, что хотите повысить его социальную компетентность? В лучшем случае, он скажет вам спасибо за этот разговор, или же он сознательно не примет то, что вы ему сказали.

Воспитательные цели надо изображать в соответствии со способностями учеников, чтобы эти цели для подростков не представили абстрактную пустую формулу. Но при этом следует различать как минимум два случая. Во-первых, комплексные качества личности, которые, может быть, содержат интуитивные, иррациональные или сильно эмоциональные моменты, мы должны описать „приноровленно к индивидууму", объяснить, сделать понятными и этим открыть путь к принятию качеств личности.

Во-вторых, где это разрешает структура и реализация цели, из воспитательной цели можно вывести конкретные деятельные цели, которые для воспитанника являются понятными.

Такой подход в науке называется операционализацией воспитательной цели в конкретные деятельные цели.[1]

В последующей схеме воспитательная цель „хорошо понимать друг друга" расчленяется на цели, более понятные, лучше представимые и осуществимые учениками.

---

[1] Как педагог я никогда не должен удовлетворяться операционализируемыми целями как «универсальным средством», так как тогда образуется человек, который в любом положении вещей признаёт только то, что можно наблюдать.

Когда воспитательные цели учителями и учениками совместно выбираются, обсуждаются и определяются, т.е. если ученики заинтересованы в достижении целей и делают эти цели своими собственными целями, тогда говорят о перспективах.

Принятая и признанная воспитанником цель, которой он хочет достичь по собственному пониманию, является для него перспективной.

По-другому выражаясь: ошибочно предполагать, что, объявляя цели, это автоматически вызовет интерес или даже активность.

Наоборот:
Как „педагогический провозглашательтель" очень быстро можно удалиться от воспитанников и стать посмешищем. Принимая во внимание возрастные и индивидуальные особенности воспитанника, а также социальные и другие условия педагог пытается определить соответствующие цели.

Это только тогда увенчается успехом, когда он детям и подросткам дает возможность принимать участие в этом процессе. Для признанного, уважаемого своими учениками учителя процесс установления воспитательных целей достовернее, что предложенные им цели принимаются учениками.

Когда ученики в этих деятельных целях увидят смысл и когда они готовы стремиться к этим целям, тогда под руководством учителя начнется дискуссия о планировании и проведении подходящих действий для достижения целей.

Для того, чтобы ученики успешно приблизились к „своим" целям, задача педагога состоит в том, чтобы советовать ученикам с точки зрения содержания и методики, предлагать им помощь и открывать им возможности деятельности. То есть, его цель в том, чтобы путем избранных содержаний и методов своей деятельности сделать учеников способными к достижению их цели. Оценка качества реализованной ученической деятельности разъясняет педагогу степень и способ выполнения деятельных целей и, в то же время, результат его педагогической деятельности. Из этого можно сделать вывод, насколько воспитательная цель выполнена:

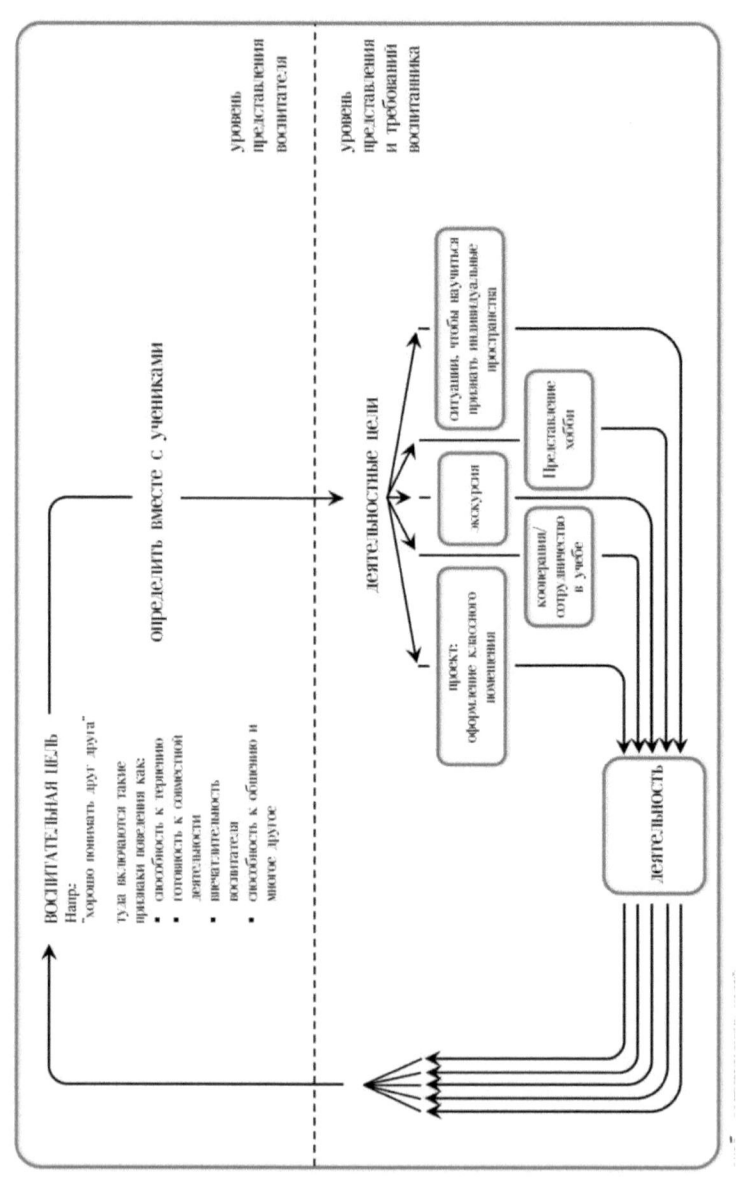

Рисю 5: Операционализация воспитательных целей

4.3 Самостоятельная во всех отношениях, эмансипированная личность

Статья 26 Общей декларации прав человека гарантирует право на образование и разъясняет главную цель обучения — воспитание в широком смысле. При этом признаются две возможности относительно определения задач образования:

a) Образование должно быть направлено на всестороннее развитие личности.
b) Оно должно пройти в соответствии с утвержденными обществом истинами, ценностями и представлениями (Немецкая комиссия, ЮНЕСКО, 1972).

Если мы полное развитие личности в первую очередь понимаем как индивидуальное развитие, то этот процесс усиленно может быть направлен на автономное „Я" с его интеллектуальным и моральным эгоцентризмом, что может привести к индивидуализму. Тогда социальные взаимоотношения рассматривались бы как мешающие, а не как способствующие развитию.

Если мы уравняем образование с приспособлением к общественным и общим ценностям и нормам, то существует опасность, что индивидуальность растворится в группе и безвольно подчинится группе. Строго говоря, между этими двумя сторонами есть противоречие, которое в зависимости от социокультурного обшества или станет конфликтом, или будет рассматриваться как диалектическое отношение.

В такой диалектике целей под личностью понимается индивидуум, который при наличии свободы признает определенную дисциплину или содействует ее становлению, и этим он добровольно подчиняется структуре взаимообусловленных норм, т.е. который ставит уважение других выше собственной свободы (Пиаже; J. PIAGET, 1948, ч. 4).

Общественный опыт учит синтезировать требования и идеалы: Развитие личности человека — это необходимое для общества, а также для индивидуума, требование. В то же время оно и является идеалом, с которым можно сближаться только в познанной необходимости осуществления автономии путем признания автономии других.

Человек по своей сущности сам бы сдался, если бы он опустился в анархию, эгоцентризм и покорение.

Личности как автономные существа свободны, потому что они предоставляют свободу инакомыслящему, и требуют этого также от него. Процесс развития личности подростков должен содержать и выявлять способности и готовность самим создавать жизнь, по собственному разуму, опыту, критической оценке. Ту структуру личности, которая как комплекс выходит из этого процесса, педагог называет „самостоятельностью во всех отношениях" (совершеннолетием в педагогическом понимании).[1]

---

[1] Педагогическое понимание совершеннолетия является более ценным, чем юридическое. Оно основывается на антропологических и психолошических познаниях и понимает совершеннолетие как личное качество индивидуума. Юридическое совершеннолетие более глобально, более формально и менее динамично. Хотя она принимает во внимание антропологические, психологические и педагогические познания для оценки предпосылок, для ответственного самоосуществления, оно на десятилетия твёрдо устанавливает тот возраст, с которого этот процесс получает свой правовой статус. И постоянно должно быть проверенно, соразмерно ли это. Так, например, сложилась ситуация, что в некоторых государствах юридически несоверешнолетним подросткам в лице солдатов предоставдяется право решать, когда соразмерно убить других, а право на избрание представителей их политических интересов им не представляется.

4.3.1 Цель воспитания: Совершеннолетие в смысле самостоятельности во всех отношениях

Эта цель — воспитать самостоятельных людей, имеет свое начало еще в античности, подхватывалась разными религиями и получила возрождение в эпоху Просвещения. По отношению к современным прогрессивным культурам я считаю подходящим следующее определение:

Совершеннолетие (в педагогическом понимании)
- это комплексная целевая установка в развитии личности, к которой динамически надо стремиться,
- это способность и готовность к гуманистическому изображению жизни
  - по собственному разуму
  - основываясь на критической оценке и на собственных познаниях
  - на основе самостоятельных интеллектуальных и нравственных решений
  - путем взятия на себя ответственности.

Совершеннолетие — это умственная и нравственная автономия при уважении умственной и нравственной автономии других в соответствии с гуманистическими идеалами.

Поэтому совершеннолетие также должно познать человеконенавистное, изменить его к лучшему, а не просто терпеть его. Совершеннолетний в педагогическом понимании человек не кролик, признающий существование змеи и понимающий, что она съест его. Он пытается найти решения, подходящие для обеих сторон, провести в жизнь личные и общие интересы, согласовать их с другими, найти разумные компромиссы, принять помощь и противостоять зависимости (Й. Гедерер; J.HEDERER, 1973). Туда же относится понимание ограничения собственных возможностей познания и деятельности.

Полное развитие индивидуального совершеннолетия возможно только в „совершеннолетнем" обществе. Это должно быть общество, не только разрешающее индивидуальное совершеннолетие, но и через общественные условия помогающее реализовать его. В конце концов это значит, что условия являются оптимальными тогда, когда каждый человек в этом обществе встречает другого в смысле совершеннолетия с пониманием и уважением. Но это в такой абсолютной форме сновидение. Чтобы как люди остаться на этой планете жизнеспособными, мы должны сблизиться с этой целью относительно. Это познание, по-моему, один из самых решающих опытов человечества со времени его существования. „Совершеннолетнего общества" не существует, но систематически стремиться к нему, это, по-моему, стоящая задача.
Совершеннолетие в нашем понимании включает стремление к улучшению общественных отношений.

Человек должен научиться пользоваться своим разумом и соединять его со смелостью и решительностью. Он должен научиться пользоваться самим собой, не руководствуясь другими, что предполагает свободу (И.Кант, 1912, с.33 след.).

В этом процессе подрастающие нуждаются в помощи. Сделать из них совершеннолетних в нашем понимании значит признать их как развивающихся, способных к самоопределению лиц, показать им возможности для их самоосуществления и предложить им нашу поддержку. Так как становление совершеннолетия является открытым процессом, есть на этом пути более или менее развитые личности. Несовершеннолетними являются те, кто из-за психических дефектов или из-за преступной наклонности не могут или не хотят действовать по собственному разуму. Туда же относятся и те, кто отрицают их „Я" в пользу чувства безопасности в „серой массе". На несовершеннолетие обречены те люди, которые не способны к самостоятельным нравственным решениям, которые хотят принимать решения, но которые сознательно подавляются догматически построенными системами (организациями, учреждениями).

Дети часто являются менее совершеннолетними (в педагогическом понимании), чем взрослые. Это связано с их умственным развитием, с их жизненным опытом и со временем становления совершеннолетия.

Но я не хочу исключать отдельные случаи, когда подросток благодаря специфическим условиям (неврофизиологическим и социальным) бывает более совершеннолетним, чем умственно здоровый взрослый.

Но учителя на уровне совершеннолетия в сравнении со своими учениками должны иметь „прибавочную стоимость" и служить им примером.

Это всегда так? Или же бывают случаи, когда учителя прячутся за „неопровержимыми" „и, конечно, сомнительными" указаниями, сваливают необходимые решения на других и снимают с себя ответственность?

В процессе воспитания мы из менее совершеннолетних или стоящих в начале совершеннолетия можем сделать продвинутых совершеннолетних. Это возможно, потому что мы систематически педагогически подводим их к требованиям, которые предъявляет к ним жизнь и которые требуют суждений, решений и личной ответственности.

При этом мы знакомим детей и подростков с общественными проблемами и противоречиями таким образом, чтобы они поняли их умственно и нравственно. Мы предоставляем им то пространство, в котором они могут самостоятельно действовать и научиться совершеннолетию под нашим опекунством.

Так я понимаю Юргена Габерманна (Jürgen HABERMANN), который говорил о том, что взрослые в процессе воспитания в пространстве свободном от больших общественных напряжений под попечением заранее данного совершеннолетия, помогают детям стать совершеннолетними (1961, с.257).

Сопровождать подростков в процессе становления совершеннолетия, это не только задача учителей, матерей, отцов и других воспитателей, это прежде всего и требование к общественным условиям. Общество, способствующее становлению совершеннолетия, нуждается в совершеннолетних людях, которые поддерживают общественную систему экономически, культурно, социально и политически. Это качество они усваивают путем политического воспитания, направленного на усвоение демократических форм жизни.

Везде там, где воспитательные и политические моменты тесно связаны между собой, педагоги сегодня часто пользуются понятием эмансипации.

4.3.2 Цель воспитания: эмансипация

Кто думает, что педагогическое понимание эмансипации исключительно связано с женщинами, тот неправильно рассуждает. И того, кто связывает понятие эмансипации исключительно с женским движением, я должен огорчить. Анархисты, требующие безвластного и безавторитетного общества, тоже не находят подтверждения.

Понятие „эмансипация" имеет свое начало в латинском слове „emancipatio", которое означает „отпущение на волю" (раба, взрослого сына). В либеральной традиции оно использовалось в связи с движением просвещения как выражение уничтожения „ненужного, иррационального господства человека над человеком", а также „освобождения от неоправданной и неразумной зависимости в следствии насилия и непросвещенности" (Э.Вебер; E. WEBER, 1979, с.93).

Задача воспитания состоит в подготовке людей к тому, чтобы они боролись за это основное политическое положение и стремились к его соблюдению. Это удается особенно тогда, когда оно способствует развитию совершеннолетия воспитанников и открывает им возможности активного участия в общественной жизни.

Эмансипация (в педагогическом понимании)

- это комплексная целевая установка в развитии личности, к оторой динамически надо стремиться
- нуждается в становлении совершеннолетия и способствует его становлению
- это способность и готовность к гуманистически - ориенти-рованному самоопределению и участию в общественных решениях

183

- из собственного понимания, основанного на личных и общественных ценностях
- на основе критической оценки и самостоятельного принятия решений
- на основе социально направленной рациональности.

Это процесс освобождения от отрицательно пережитых, общественно установленных зависимостей при сохранении и защите свободной демократии как формы жизни.

Эмансипация связана с общественной активностью, целью которой являются гуманистические жизненные отношения, которая развивает или закрепляет их.

Воспитать в свободно демократической общественной формации, это и значит, ориентироваться на общих принципах человечества, основных ценностях и идеях,[1] и на этой основе стремиться к более конкретным руководствующим целям, необходимым для развития личности.

Осуществление свободной, справедливой, достойной человека жизни на пути к совершеннолетию и эмансипации рядом со специфическими отношениями и избытком переживаний нуждается в разных компетентностях подростка, возникающие в форме готовностей, способностей и ответственностей.

Семь таких различных целей я хочу назвать руководствуясь Гартвигом Шрёдером (H. SCHRÖDER 1989, с.93 след.):
- „Я-компетентность" как свобода, способность и ответственность

---

[1] Такие основные идеи можно найти в конституциях и в основных законах федеральных земель.

самоопределения.

- „социальную компетентность" как готовность, способность и ответственность в отношении к ближним.
- „коммуникативную компетентность" как возможность и способность общаться в желаемое время с самостоятельно выбранными людьми в желаемой форме.
- „компетентность по отношению к делу" как отношение человека к реальностям этого мира, в котором он в свободе и ответственности готов и способен к объективности, к правдивому познанию и к целесообразному использованию вещей.
- „жизне- и природоутверждение" как положительное отношение человека к жизни и к миру, в котором он живет, который ему дан и задан.
- „религия" как мировоззрение и деятельность человека, которые разрешают ему смотреть в будущее и дают ему силы для решения будущих задач.
- „эстетическое переживание" как восприятие прекрасного (возвышенного, гармонического, совершенного) и творческое создание соответствующих творений.

Так же, как развитие человечества и связанное с ним развитие культур, социальных отношений и жизненных возможностей не является неподвижным, не ориентируется вечно на одних и тех же ценностях и образцах, так же и педагогика динамически должна сообразовываться с конкретно-историческими условиями. Кроме того, она должна учесть факторы развития психики. Каково содержание совершеннолетия и эмансипации, к которым стремится педагогика, оно постоянно должно подвергаться проверке и актуализации. Совершеннолетний (в педагогическом понимании) и эмансипированный гражданин Первой Французской республики был другой, чем парижанин сегодняшних дней. „Совершеннолетие" и эмансипацию у детей надо оценивать по-другому, чем у подростков или взрослых.
Но разумно и в соответствии с развитием определить степень совершеннолетия и эмансипации, ответственность за это всегда носит воспитывающий.

Швейцарский гуманист, поэт и автор Герман Гессе (H.HESSE, 1877-1962) основное условие разумного человеческого существования сформулировал следующим образом:

„Наша цель в том, чтобы узнать друг друга и чтобы один в другом увидел и научился уважать то, чем он является, противоположность и дополнение другому".

5. ВОСПИТАНИЕ АВТОРИТЕТНО, ПРИНЦИП НЕВМЕШАТЕЛЬСТВА (LAISSEZ-FAIRE) ИЛИ КАК?

Мы сидели на опушке леса и беседовали об изменении содержания профессий в последние годы, о выборе профессии и о профессиональном обучении. Подростки (ученики 9-ого класса) попросили меня провести такую дискуссию, стояла прекрасная погода, и в классе нам было душно. В этой беседе я поставил такой вопрос: „Что вы думаете о профессии учителя?“

Быстро с разных сторон: „Много работы!“

После размышления: „Учителя должны много знать и уметь многое в разных областях!“, „За ними каждый день наблюдают директор, родители и конечно мы ученики“, Одна девушка сказала: „Мне бы очень понравилось работать с детьми и замечать, как они чему-то у меня учатся“. Её друг: „Для меня было бы очень трудно, все время принимать важные решения, открывать, что нравится и что не нравится ученикам, удовлетворять родителей и т.д“.

Мы смеялись и все, таки знали, что в этих словах было много верного. И потом кто-то спросил: „Если подумать, разве можно ожидать от учителя такой ответственности за людей, которые сами не могут защищаться? Как учитель может справиться с этой задачей? Честно говоря, с нами как учениками справиться нелегко“.

Как поступают учительницы и учителя, когда возникает сложная ситуация в классе?

Как они ведут себя как воспитатели? Что характеризует их в работе с учениками? Они непреклонные и строгие или они ведут себя как „товарищи“?

Направляют ли они детей и подростков в определенное русло, дают ли учителя волю ученикам, какой у них профессиональный склад характера?

Эти и другие вопросы побуждают к размышлениям о стиле воспитания.

5.1. Стиль воспитания учителей

Что значит понятие „стиль"?

Может показаться необыкновенным, но слово „стиль" в истории имеет дело с гусями. В латинском языке „stilus" назвали перо для письма, полученного от гуся. Позже почерк писаря стал его „стилем", потом способом выражения писателя. Со времен Возрождения понятие стиля вошло в терминологию изобразительного искусства, говорят о стиле живописи. Из „искусства жизни" („Ars vivendi") развивался стиль жизни.

Как бы не использовали это понятие, оно как единство форм выражения в культурной, художественной, социальной и других областях всегда играло важную роль в открытии и оценке индивидуальности человека. Стиль, в котором учится ученик, свидетельствует о личности ученика, стиль учебы указывает на черты характера студента, и стиль преподавания описывает типичные признаки учителей и учительниц.

Но что же типичное в поведении воспитателей? Есть ли типичный воспитатель, можно ли объединить типичные признаки в группах?

И если мы бы это смогли делать, всё-таки остается вопрос: как должен бы держать себя воспитатель?

На основании высказываний Б.Гаманна (B.HAMANN, 1965) и Е.Вебера (E.WEBER, 1972) о стилях воспитания и иследований американских, английских и немецких ученых, педагогов я считаю целесообразным следующее определение понятия „стиль" в области воспитания:

Стиль воспитания - это выражение характерной главной черты воспитательных действий и поведения в форме комплекса типичных, сплоченных прочных образов действий и поведения.

Следовательно, стили можно наблюдать, описывать и различать, значит они являются типичными формами явления действительности воспитания. Их также можно вообразить как гипотетические конструкции или изобразить как модель в форме связи между теоритическим и эмпирическим.

В этом случае надо решить, в какой мере теоретические высказывания, гипотезы или модели стилей с сокращениями оказываются обоснованными при научной проверке на практике.

В результате различных подходов в исследовании стиля и в подытоживании передового опыта практиков можно обнаружить относительно совпадающие взгляды, которые создают типичное определение.

Существенные факторы, влияющие на стиль:

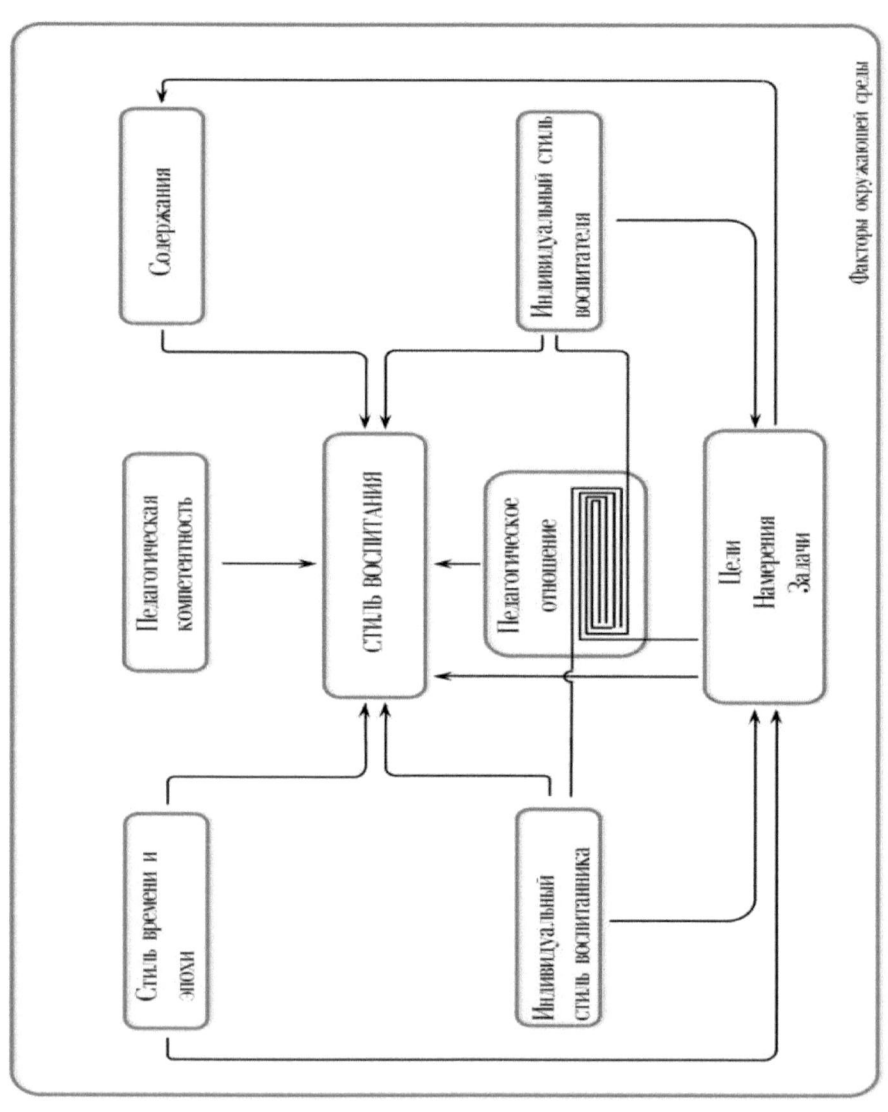

Рисю 6: Возможные факторы, влияющие на стиль

Один из решающих моментов, влияющих на стиль — это профессиональная квалификация воспитателя, его педагогическая компетентность. Она зависит от конкретно-исторических обстоятельств, от педагогической совести воспитателя, профессионального образа мыслей и от степени творческой деятельности в осуществлении гуманистического идеала воспитания.

Воспитательная компетентность действий включает психологическую, социологическую и педагогическую профессиональную компетентность, социальные компетенции (напр. кооперирование), языковую и коммуникативную компетенции, которые объединяются в компетенциях действий (Х. Гаккер; H.HACKER, 1978, с.79 след.), как в действиях отбирания, решения, удостоверения, планирования, организации, воспитания и оценки.

Конкретно-исторические условия определенной эпохи с социологическими и культурными особенностями влияют на педагогику, устанавливают границы или открывают возможности для воспитательного поведения и воспитательной деятельности.

В эпоху расцвета схоластики, господствующей философии феодализма (11 по 13 век), требовалось отрицания мира, признания грешной слабости человека (по Библии), презрения тела как противника души, покорности, самоотрицания и послушания. Это обещало успех только посредством догматического авторитарного воспитания.

В эпоху Возрождения (возрождение античной культуры) в 15 и 16 веках же положительно принимали мир, доверяли творческим способностям человека, признавали естественные потребности тела и возхищались красотой человеческого тела. Восхвалялось величие, уверенность в себе, смелое самоутверждение и радовались личному своеобразию. Духовной основой Возрождения как одной из величайших эпох развития человечества был гуманизм, характерной чертой воспитания было обращение к человеку: забота о его теле и совершенствовании тела, учет возраста и индивидуальности ребенка, его самолюбия и достоинства. Воспитание должно было быть определено „мягкой дисциплиной“ и „облегчением учебы“.

Типические представители этой эпохи были напр. итальянские ученые Баттиста Гварини (B.GUARINO) из Вероны (1374 - 1460), Витторино да Фельтре (Vittorino da FILTRE, 1378, прим. 1460) и Лоренцо Валла (L.VALLA, 1405-1457), немецкий универсальный ученый Рудольф Агрикола (R.AGRICOLA, 1443-1485), франконский рыцарь Улрих фон Гуттен (Ulrich von HUTTEN, 1488 - 1523), голландец Десидериус Эразм Роттердамский (Desiderius ERASMUS von Rotterdarm, 1466-1536), французский философ Мишель де Монтень (Michel de MONTAIGNE,1533 - 1592) и испанский педагог Хуан Луис Вивес (Juan Luis VIVES, 1492 - 1540). Все они придерживались мнения, что гуманистическое воспитание должно происходить в семье или с частными учителями, чтобы воспитание было независимым от государства и церкви. Учёные большей частью ориентировались на высшие слои общества и не на воспитание всего народа.[1]

Английский гуманист Томас Мор (Thomas MORUS, 1478 - 1535) в 1516 г. выдвинул идею острова „Utopia“, итальянский монах и политик Томмазо Кампанелла (Thomasso CAMPANELLA ,1568-

---

[1] Так, Эразм Роттердамский считал, что народ – это «глупая толпа», «неуклюжий зверь», крестьян он считал «подонками общества».

1639) сочинил в 1623 г. свой труд „Республика солнца“ („Der Sonnenstaat“). В этих трудах Мор и Кампанелла в смелом предвидении предсказывали лучший мир, который должен быть оформлен умной государственной политикой и воспитанием, направленным на эмансипацию человека.

Похожие исторически обоснованные изменения в представлениях о стилях воспитания можно найти в переходе от консервативных или националистических идей к демократическим идеям в начале 20 века.

Так, например, Пауль де Лагард (Paul de LAGARDE) как идеолог агрессивного немецкого национализма писал в 1924 г.: „Не обязательно обсуждать необходимое: науку, искусство и прочее; это завело бы слишком далеко. Армия и флот нам нужны потому, что они школы народа“. (с. 448). Это был дух времени императора Вильгельма, идеи казарменной строгой дисциплины и унтер-офицера как лучшего учителя.

В противоположности этому педагоги, преобразователи требовали либерализации воспитательных действий, учёта душевной уязвимости ребенка и соответствующего обучения.

Хотя стили воспитания нельзя разграничивать исторически, социально-культурное развитие влияет на поведение воспитателя, ограничивает или расширяет возможности для гуманистического и демократического развития.

Непосредственное влияние на склад характера воспитателя имеет его индивидуальный стиль. Под этим я имею в виду не только его „натуру“, его личное своеобразие, но и также вопросы как: какую воспитательную школу он проходил? Какой опыт для него является значимым? Какие у него привычки? и т.д.

Могут ли воспитатели распределять внимание или только уделять его ограниченному участку наблюдению?

Они эстетичные люди или прагматики?

Отличаются ли они умеренным, гармоничным образом жизни или они страстные любители наслаждаться жизнью?

Какие они типы по восприятию? Ориентированные в основном на оптические раздражители (оптические типы), или они особенно хорошо воспринимают живую речь (акустические типы), воспринимают движение (моторные типы), или ощущают и передают прикосновения?

Воспитатели могут быть холериками, которые входя в класс с размахом бросят портфель на учительский стол, объявляя „Опа, это я !" Или они могут быть флегматиками, которые спокойно начинают день, которые рассудительно распределяют силы и которых не беспокоит то, что случится в классе. Но может и случиться, что меланхолические учителя вместе с учениками наблюдают восход солнца и восторгаются „огненным шаром". Самые уравновешенные, сангвиники, они лучше всех справляются с другими типами характера.

Всё то, что было сказано об индивидуальном стиле воспитателя, действительно и для стиля воспитанника, конечно с изменениями в зависимости от его возраста.

Педагогическое соотношение между воспитателем и воспитанником в определенной степени вносит свой вклад в качество стиля воспитателя, так как взаимодействие и коммуникация всего зависят от обеих сторон и определяются степенью существующей готовности и способности к совместным действиям.

Если мы имеем дело с себялюбивыми, нечестными, коварными людьми и хотим их перевоспитывать, тогда нельзя вести себя так же как они, нельзя „дать им волю" и, вероятно, нельзя обходиться с ними по - демократически.

Стиль воспитания в такой ситуации может быть последовательным и справедливым, соблюдая дисциплину, должен быть направлен на то, чтобы показать воспитанникам негодность их поступков, вразумить и направить их в ситуации, которые содействуют развитию благоразумия.

Цели воспитания и произведенные от них намерения и задачи могут иметь влияние на поведение воспитателя. В зависимости от господствующих представлениях о ценностях и государственных норм только тот учитель может работать долговременно в своей профессии на службе государства, который поступает в соответствии с общими целями. Так например учитель, который искал доброе в человеке, проявлял сочувствие или даже воспитывал неавторитарно, имел меньше шансов в „народной школе" немецкого рейхсканцлера Бернхарда Фюрста фон Бюлов (1849 - 1929), чем тот учитель, который вел себя соответственно установленным целям: был суровым, требовал обязательного послушания, внося вклад в воспитание „храбрых воинов" и прилежных рабочих. (Лексис, LEXIS, 1904, с.15).

Рядом с этими целями, которые в зависимости от эпохи определяли стиль, есть и такие цели в рамках педагогической эпохи, которые требуют общения с воспитанниками в той или иной форме.

Когда рассматриваем теории педагогов - реформаторов (1890 - 1933), ясно заметна разница между представлениями американской теории „progressive education"[1] (прогрессивное воспитание) и идеями украинца Павла Блонского; P.BLONSKIJ) о работе с детьми в „школе работы".

Сторонники теории „progressive education" (прогрессивного воспитания) предпочитали например „проекты", которые они понимали как планомерные действия и которые отдавали предпочтение индивидуализации школьного воспитания: воспитатель должен был действовать так, чтобы исходным пунктом сделать жизнь детей, их социальные условия и их развитие.[2] Из ребенка ничего не надо „вытягивать", ему ничего не нужно „вдалбливать" в голову, нужно использовать оживленную деятельность. Этому стремлению к действию надо дать направление не посредством внутренного оформления, а социального. Стиль воспитания может быть подходящим контекстом условия самостоятельной учебы ребенка по его талантам и желаниям. Имеет преимущество поддержка ребенка методом „learning by doing", (учиться через действие), учиться исходя из интереса и потребности.

Для всего, что могло вызывать сопротивление, (которое содействует развитию, этот стиль не подходил.[3]

---

[1] Эту позицию развивал Дж.Девей при использовании метода проектов в своих «трудовых школах» (1899). Другие представители были, например, Елена Паркхерст с её «Дальтон-Планом» (1926), С.Реддис её учебной лабораторией (1900), и в В.Килпатрик с его проектами (1914).

[2] Есть разница между этой позицией и теориями немецких реформистов, которые исходили из стадии развития души ребёнка, характерную для ребёнка.

[3] Возражение, что школа должна служить жизни и ребёнку, не считается. Тоже самое можно сказать о естественных занятиях Бременских школьных реформаторов, о теории «Всеобщих знаний» Б.Отто (1921) и о материале для самовоспитания Монтесорри (1909). Как надо преподовать и учиться, если нет интереса, нет повода для учёбы, об этом не думали. Определённые содержания и связанные с ними методы, которые необходимы для развития ребёнка, исключили, обучение не имело приемущество.

План „рабочей школы" (1919) украинского историка, философа, психолога и педагога Павла Петровича Блонского (P.P.BLONSKIJ,1884-1941) был ориентирован на промышленное общество. Исходя из прирожденных качеств, воспитатель должен ввести ребенка во владение промышленной культуры. (P.P.BLONSKIJ, 1979, с.222).

Образ общения с воспитанниками был направлен на оптимальное умственное и нравственное приспосабливание к новому обществу. Речь не шла только об индивидуальном развитии, но о становлении общества посредством воспитания. Педагогическое влияние расширялось на работу и свободное время. Воспитатель под его контролем предлагал множество возможностей образования и деятельности, все было целенаправлено в педагогическом смысле.

При этом старались создать и сохранить открытое педагогическое отношение, партнёрство, которое имело как предпосылку подростка, готового учиться, жаждающего знаний, который хотел быть образованным. „С сопротивлением подростков против всякой, даже лучшей организации Блонский, как и прежде Маркс (и вся социалистическая педагогика) не считался". (й.Ёлкерс; J.OELKERS,1989, с.142). Когда стали заметны явления оппозиции, не мало воспитателей стали беспомощными, требовали молчания или употребляли установленные государством меры наказания. Демократический элемент резко уменьшился.

Цели, которые в конечном счете влияют на действия и поведение воспитателя и которые определяют его общение с воспитанниками, зависят не только от духа времени, от теоретических планов и политически ориентированных позиций, но и от индивидуальных стилей воспитателя и воспитанников и соотношения между ними.

Стили воспитания посредством целей являются зависимыми от содержания. Объяснение закономерных связей, усвоение слов иностранного языка, усвоение необходимых для жизни основных знаний, всё это требует стиля воспитания, который „раскрывает" воспитанников на то, что они по существу могут посчитать сильной нагрузкой для себя, может быть даже бессмысленной.

Воспитательная функция начальника в армии, служащей демократическому государству, состоит не только в использовании разных возможностей социально-интегративного стиля воспитания, который направлен на выбор целей и возможностей, но и на дискуссию. Иногда в этой связи требуется обязательное послушание, и воспитание происходит в стиле руководства, который постоянно гарантирует это послушание.

Мероприятия, которые помогают людям, отбывшим наказание, „вернуться в общество" требуют чуткого и гуманного общения, но это не должно привести к отрицанию последовательности и строгости.

Каждый стиль воспитания характеризуется как типичная возможность осуществления воспитательных намерений и содержаний, так и в такой степени уделяется внимание собственному опыту и самоосуществлению воспитанника.
„Типичное" значит ограничено на существенное и все время возвращющее (неизменяемое). Существуют столько стилей воспитания сколько воспитателей. Ясно то, что нет типичного воспитателя!

5.2. О разнообразии типов и размеров воспитательного поведения

Когда речь идет об изображении стилей воспитания, найдется множество разных подходов, разнообразных классификаций.

Можно найти в литературе как абстрактно, теоретические синтезирования и интуитивно набросанные типизации так и разные по методическому принципу и по методу исследования типы, основанные на эмпирических данных и размерах воспитательного поведения.

Эдуард Шпрангер (E.SPRANGER,1950) логически идеально выделяет из культурно-философских позиций типично основные возможности воспитательного поведения, которые он формулирует как альтернативы

- вроде жизни на острове (изолирующий), близко к миру (открывающий)
- связанный (направлен по руслам), свободно (либерально)
- превосходящий, соответственно развитию воспитанника
- однообразно - индивидуализирующий

Волфганг Клафки (W.KLAFKI,1963) синтезировал три „основные возможности" ориентирования воспитательных действий

- педагогический традиционализм
- педагогический актуализм
- педагогический утопизм.

Очевидно- что вполне реально с теоретических позиций производить множество других категорий и систематизаций. Но остается вопрос: какую пользу дают относительно субъективные, не проверенные на практике, характеристики поведения воспитателя в педагогической практике?

Под этой постановкой вопроса старались эмпирически узнать из практики общее и существенное и систематизировать это в структуры признаков. При этом употребили статистические методы группировки,[1] предпосылкой которых является возможно близкое к действительности объективное отражение данных условий. Каждая из группировок только так полезна и хороша как принадлежащие к ним методы учета информации. Об этих методах в литературе к сожалению мало пишется.

По мнению Х. Касельманна (Chr.KASELMANN ,1949) можно делить учителей на две группы по их позициям к содержанию учебы и к воспитанникам

- „Logotropen" (направленные на науку, учебный материал и культуру)
- „Paidotropen" (преимущественно ориентированные на ребенка)

В рамках этих групп Касельманн различает авторитарные и человеческие, научно-систематичные и художественно-организаторские, спокойные и живые типы и устанавливает, что поведение „соответствующее определенному типу, прирождено" и что оно имеет влияние на воспитательную деятельность. (1949, с.54).

По моему мнению здесь Касельманн делает непроверенный вывод, так как трудно привести доказательство, что содержание

---

[1] Так, например, использовали методы анализа, как факторный анализ по Q-технологии, кластерный анализ, дискриминантный анализ, анализ конфигураций группы, дисперсионный анализ

его группировок обосновано лишь на невро-физиологических фактах. Касельманна сам в другой связи высказывает позицию, что каждый учитель должен „разворачивать свой тип".

Похожие важные человеческие черты как индивидуальные предпосылки для деятельности учителей производили В.Коррелль (W.CORRELL,1966) в теории ориентированного на учителя и ориентированного на учебный материал стиля воспитания и Г.Дитрих (G.DIETRICH,1969) в теории сконцентрированного с одной стороны на учителя и с другой стороны на ученика стиля воспитания.

Но это очень абстрактные разделения стилей.

Другой подход - анализ настоящих специфических полей воспитания. Но также и здесь действительно: сколько из них основано на частных наблюдениях, интуициях, отдельных признаках, ограниченных по качеству и количеству пробах на выборку, условиях в лабораториях или на дифференцированных планах, надежных шкалах, репрезентативных популяциях и естественных ходах исследований?

С этих позиций мы должны расценивать значение истолкования эмпирических исследований, уместно и заранее узнать возможное „жонглирование" с данными.

Определенной надежности могут способствовать ответы на следующие вопросы: насколько регистрированные наблюдения не только случайные? На что обратить внимание при высказываниях учеников об учителях, при самооценках и оценивании учителя коллегами? Какие тенденции фальсификации существуют в методах исследования и подытоживания?

Являются ли обнаруженные существенные связи важными по содержанию? „Высказывания экспертов" на самом деле соответствуют позициям настоящих экспертов? Какой характер придается установленным типам: гипотетический или существующий в действительности? В какой связи находится регистрированное поведение воспитателя с ситуацией воспитания, с типическими признаками возраста и индивидуальности воспитанников и с их полом? Можно ли прийти к определенным выводам о воспитании подростков, исходя из результатов исследования?

Первый шаг от теоретического моделирования и общего абстрактного эмпирического производства возможных стилей воспитания к реальному существованию стилей, воздействующих на воспитанников сделал психолог Курт Левин (в 30-ые годы нашего века он эмигрировал из Германии в США) вместе со своими коллегами Р.Липпитом и Р.К.Уайтом (R.LIPPIT, R.K.WHITE). Исследователи провели с 1937 по 1940 год в условиях лаборатории эксперименты с 11-летними, которые добровольно вызвались на уроки труда. Их распределили на группы с руководителем[1], который сознательно практиковал определенный, заранее разученный стиль руководства[2].

Так обходились с учениками в течение нескольких месяцев в ритме 6 недель попеременно авторитарно, демократично и по принципу невмешательства (Laissez-faire).[3] Исследовали воздействия каждого из этих стилей на поведение детей и на социальный климат.

---

[1] Эксперимент проводили в группах, единым по критериям интеллекта, успеваемости, способности вступить в контакт с другими, активности и физической подготовки.

[2] Признаки стиля были мысленные конструкции, на которые ориентировались по механизмам руководства разных политических систем

[3] франц.: «Пусть они так поступают!»

Результаты исследований, опубликованные в 1939 г. показали, что оценивающее, консультативное, поддерживающее поведение руководителя (демократический стиль руководства) способствовало социальной и эмоциональной стабильности, готовности к кооперированию и повышению успеваемости каждого ученика в группе.

Полученные этими экспериментами исследования в Европе подтвердили эти связи.

Какими бы незначительными не были эти результаты для размышлений о поведении воспитателей в школе, семье и в свободное время, я как педагог не могу совместить принцип устройства эксперимента со своим профессиональным образом действий. Я не знаю, как Левин и его сотрудники старались нравственно оправдать авторитарное воздействие на психику ребенка, но у меня возникает неприятное чувство, когда они описывают переход от демократического стиля к авторитарному стилю руководства: „На меня произвело сильное впечатление, как изменилось выражение лиц детей в течение первого дня авторитарного стиля. Приветливая, восприимчивая, готовая к сотрудничеству, оживленная группа стала в ходе полчаса безразличным сбором без инициативы". (1939, с.271 след.).

Гаролд Андерсон и его сотрудники Й.Е.Бревер и М.Ф.Рид (J.E.BREWER, M.F.REED) впервые наблюдали в 40-ые годы нашего века поведение воспитателей и его последствия для ребенка в реальных педагогических ситуациях. Наблюдали воспитательниц в детских садах и учителей в начальной школе, которые действовали „нормально"[1]. В результате исследований выяснили:

---

[1] Определение «нормально» было ограничено фактом, что нельзы было определить, какие изменения в поведении воспитательниц появились из-за присутствия наблюдателя

- доминирующее и
- более социально-интегративное[1]

поведение воспитателей, но эти типы встречались не в чистой форме, а в определенном смешивании. Г.Андерсон говорил о „смешанных типах" и установил при этом, что на практике можно заметить перемещение к доминирующему стилю.

Для этого факта найдется интересное объяснение в труде Невилла Бенетта „Teaching Styles and Pupil Progress" (стили преподования и прогресс обучения). Бенетт работал исследователем в университете Ланкестер, он опросил 15000 учителей в 871 школах и наблюдал в течение 12 месяцев 37 классов с учениками в возрасте 10-11 лет (1979). Он научно доказал то, что давно знали учителя, которые строили занятия по строгим методическим принципам, последовательно следили за соблюдением связанных по содержанию правил, требовали внимания и проверяли владение учебным материалом учениками: их ученики в большинстве достигли лучших результатов по сравнению с учениками, с которыми обходились менее последовательно.

Рассмотрим места, где проводится специальное обучение: школы для особенно талантливых, одаренных учеников, тренировочные лагеря для лучших спортсменов и знаменитые университеты. Здесь ставят строгие требования, которым подчиняются добровольно, которых временно проклинают, но всегда стараются их выполнить, так как знают, что это высококачественное специальное обучение найдёт подтверждение в успехе.

---

[1] эти типы поведения похожи на «авторитарный стиль» и «демократический стиль» Левина, их нельзя воспринимать в такой радикальной форме

Но опасность для детей в отличие от старших подростков и взрослых в том, что в „нормальной школе" их не спрашивают хотят ли они принять такой стиль обучения или нет, и некоторые учителя систематически приучают их к этому стилю.

Оправданием этих учителей часто служит, что этот стиль приносит успех ученикам и что у учеников лучшие знания. Но связанное с этим методом воспитания регламентирование часто приводит к деформированному пониманию демократии подростком и сковывает самоуверенность, самостоятельность и инициативу. Чувство, не быть обязанным решать самому и быть постоянно под руководством, вызывает в учениках не редко ощущение беззаботности и безопасности.

С другой стороны Н.Бенетт констатировал, что ученики, которые меньше или совсем не находились под давлением, достигли хороших результатов, а те, от которых требовали больше решений и собственной инициативы, имели в общем положительное отношение к школе, но отставали в знаниях на 3 - 5 месяцев, а несамостоятельные и робкие ученики относились растерянно и боязливо к этим методам проведения занятий.

К.В. Кордон (C.W.CORDON) впервые опрашивал в конце 40-х, в начале 50-х годов 13 - 14-летних учеников о работе учителей и об отношении учеников к школе. Я считаю мнение учеников важным, незаменимым в демократической школе источником информации для эффективного оформления воспитательных процессов, если мнения учеников размещать соответственно потенциалу их опыта и типичным признакам возраста подростков.

К.В. Кордон установил пару типов учителей
- инструктивный учитель

(ориентирован на учебную программу, преимущественно имеет в виду успеваемость учеников, авторитарно, всегда проверяет и ставит оценки, ориентирован на сохранение внешнего режима в классе)

- экспрессивный учитель
(ориентирован на потребности учеников, сочувствует ученикам, ободряет их желание к идеям и предложениям, побуждает к групповой работе, связан с жизнью)

Подобно Андерсону Кордон рассматривал оба типа как „крайние на поле возможностей" и выступал за инструктивно, экспрессивный тип, который уравновешенно, соответственно возрасту учеников дает им уважение, внутренную опору и гарантирует эффективное усвоение знаний.

Достичь этого — это наверно то, что понимается под „искусством педагога" или „педагогическом мастерством".

Все стили воспитания, которые создались типизациями, представляют собой под их названием комплексную структуру иерархическо вышестоящих, подчиненных и параллельных признаков поведения воспитателей. Важно всегда рассмотрение структуры и менее существенно часто ее глобальное название.

Хорошо организованные по методологике и методике исследования могут помочь найти структуры, близкие к действительности, которые сочетают в одном типе не только положительные, достойные развития признаки, но те, что надо сдерживать и отвергать.[1]

_____

[1] Это удаётся, например, при помощи индикаторов, шкалы оценивания и матрицами («Межкорректирующие матрицы»), которые основаны на отклонении от средних данных содержания индикаторов. Аргумент, что только через концепции размерности можно оценивать развития проявления поведения, очень спорный.

Анализы типов, которые имели как результат глобальные гипотетические конструкции, не удовлетворяли и вели к гипотезе, что было бы лучше для понимания поведения воспитателя, сводить это поведение с помощью математических и статистических средств[1] к нескольким разновидностям.[2]

Строго говоря, этим ликвидировали структуру, чтобы достичь более конкретных результатов и незаметно обновить её, так как отметили разные измерения и разположенные между ними признаки поведения. Схемы измерений явились и являются ценными обогащениями в процессе осознания поведения воспитателя, они изображают в зависимости от построения более или менее ограниченный участок действительного воспитания со стороны воспитателя.

Независимо от разных форм восприятия информации и подходов исследования как американские так и европейские исследователи отображали модели, разновидности воспитательного процесса, ограниченного по существу на максимально 4 разные измерения. Назовем некоторые из них:

- Американец Е.С.Шефер (E.S.SCHAEFER) пологал по гипотезе, что измерения „любовь и враждебность" и „контроль и автономия" шагают вместе. (см. теорию „zweidimensionales Circumplexmodell" — „Двумерная модель циркумплекса")

  В.К.Беккер (W.C. BECKER, 1973) предпологает 3 измерения:

  - ограничение и разрешение поступать по собственной воле.

  - враждебность и теплота

---

[1] Часто принимаются анализы факторов и измерения

[2] Измерение поведения - это аспект, с помощью которого поведение на разных этапах его проявления включают в непрырывность.

- спокойная дистанция и боязливое отступничество.

○ На основе наблюдений Д.Г.Рейенс (D.G. RYANS, 1960) обнаружил три главные линии поведения воспитателя
- ответственный, деловой, систематический/ уклончивый, незапланированный, небрежный
- сердечный, отзывчивый, приветливый/ отвлеченный, ограниченный, эгоцентрический
- возбужденный, с фантазией, тронутый/ скучный, бывалый Ф.Кёрлингер (F.KERLINGER) утверждал в 1967 г. модель Рейенса.

○ Немецкие супруги Рейнхард и Анне-Мари Тауш (R.und Anne-Marie TAUSCH) наблюдали вместе с поведением воспитателей на уроках также поведение воспитательниц и родителей и определили две главные разновидности:

- уважение (теплота, симпатия, благосклонность) и пренебрежение (холодность, антипатия, резкость)

- сильно развитое и слабо развитое руководство, управление

Тем, которые хотят более интенсивно заниматься такими моделями, я советую изучить следующие теории „план двух компонентов родительского подтверждения" (Th.HERMANN,1966, K.H.STAPF,1972), „модель трех факторов идеального учителя" (D.POSCHARDT1979), „размеры установок воспитания" (E.LITTMANN, E.KASIELKE, 1970), „размеры поведения матери как воспитательницы" (BAUMGÄRTEL).

При всех моделях типов и измерений с метондическими ограничениями и способствующими познанию преимуществами неизменно одно: поведение воспитателя происходит в определенном поле, которое образуется крайностями совершенного руководства и бесчувствия с одной стороны и разрешения поступать по собственной воле и почитания с другой стороны.

Какое поведение воспитателя полезно для развития ребенка, определяется соответственно возрасту ребенка под воздействием опыта семьи, воспитателя и общества.

5.2.1. Две возможные крайности воспитательного поведения и формы их выражения

Ниже подробно описанные стили воспитания не встречаются в воспитательной практике в такой накопленной и абсолютной форме поведения; эти стили служат наглядным объяснением двух существенных крайностей в поведении воспитателей. Отдельные стороны такого поведения можно наблюдать на практике. Так описанные примеры отнюдь не вымышленные.

5.2.1.1. Регламентарное и нечувствительное поведение

Здесь снова можно найти „авторитарный тип" (К. Левин; K.LEWIN), измерения „враждебность и контроль" (В. Бекер; W.BECKER), „более доминирующий тип" (Г. Андерсон; H.H.ANDERSON), „деловое, бывалое, отвлеченное, ограниченное, эгоцентричное поведение" (Д.Райянс; D.RYANS), „пренебрежение, сильно развитое дирижирование" (Тауш; TAUSCH).

Основная тенденция этого поведения — сильный эгоцентризм воспитателя и неоправданное стремление к господству над воспитанниками или даже неуважение и подавление личности подростка.

Конечно мы это отвергаем! Но разве воспитатель не авторитет? Воспитатель, может быть, действуя авторитарно, тем самым проявляет претензии на руководство и господство, выступая авторитарно, проявляет власть и насилие задевая достоиство других людей, но может ли он иметь авторитет?

Под **авторитетом** я понимаю соотношение между наделяемой полномочиями вышестоящей личностью (группы, учреждения) и другими лицами, которое развивается в совместной деятельности на основе взаимного доверия и положительных социальных и профессиональных предпосылок и которое ведёт к глубокому уважению вышестоящей личности (группы, учреждения).

Ф.В.Крон (F.W.KRON, 1989, с. 242 след.) синтезировал из литературы 4 вида авторитета:
o Учитель имеет бесспорный авторитет по должности. Он обязан государством, может опираться на школьный закон, школьный устав и инструкции об исполнении, которыми он узаконен.
  На этом месте проявляется нравственный компонент. Авторитет, присужденный ему по служебному долгу и служебной клятве, может в смысле злоупотребления по службе привести к самодержавию, автократии.

o Намного важнее для осуществления воспитания мне кажется авторитет личности. В нем выражается „большая ценность" (К. Люкерт; C.R.LUECKERT, 1970) личности воспитателя по сравнению с воспитанниками: его представления о ценностях, знания и умения, опыт, социально-эмоциональная и культурная зрелость. Все эти качества признаются воспитанниками, и это привозносит воспитателя на примерную, руководящую роль.

o Тесно связан с авторитетом личности — авторитет эксперта. Этот авторитет достигнут профессиональной квалификацией и утвержден экзаменами. Этот вид авторитета даёт знать о степени компетентности воспитателя и о качестве его теоретического и практического обучения.
„Профессиональные гиганты" иногда неловки в общении с людьми, наивны или даже боязливы.
Отрицательную ориентирование получает авторитет эксперта, если он связан со слабо или совсем не развитым авторитетом личности. В этом случае мы имеем дело с „большими экспертами", которые являются „катастрофой" для личности.

o Авторитет поручения — это временно ограниченный, возложенный, деловой авторитет эксперта, личности и должности, который получает доверенность в форме задатка и довода доверия (В.Щрелевич, W.STRZELEWICZ, 1972, с.38). Воспитатель достигает авторитета поручения как советник и новатор познавательных процессов в ситуациях, когда воспитанники встречают незнакомые события и должны с ними справиться.

Воспитание без авторитета не существует!

Сущность воспитания состоит именно в том, что более компетентные, опытные, зрелые лица помогают менее компетентным и опытным. Авторитет возникает из социальных действий и влияет на социальные отношения.

Авторитет ориентируется на интересы, потребности, вопросы и развития подростков, а это значит, отношения авторитета являются социально-интегративными и включают право голоса всех. Поэтому авторитет, осмысленный и необходимый фактор в процессе воспитания. В этом авторитет воздает должное первоначальному значению слова „augere“ (лат. „умножать и способствовать“).

Внесение так понимаемого авторитета в педагогические процессы характеризует авторитетного воспитателя.

Он сильно различается от авторитарного воспитателя.

Я хочу показать в выбранных областях типичные формы явления авторитарного поведения. Может быть Вы вспомните то или иное явление, хотя не в нижеописанной сжатой форме:

o Наверно понятно, что в процессе воспитания иногда следует использовать указания и распоряжения, чтобы, например, маленьких детей уберечь от опасностей или обратить внимание старших на необходимые „сферы опыта“, которые они не раскрыли бы самостоятельно, по собственной воле.

Авторитарные воспитатели в таких случаях не ссылаются на процент доверия между воспитателем и воспитанником, а приказывают при этом чаще всего без основания.

Часто эти приказы выдаются совершенно неуместно, в них нет необходимости, относятся к мелочам, и дети и подростки ощущают это как помыкание.

Когда учителя все время употребляют обороты как „Прочитай!“, „Иди сюда!“, „Сотри это с доски и сядь!“, „Будь внимательным!“, „Оставь это!“, „Скажи!“ и т.д., что же происходит в голове ученика?

Сначала бессознательно, даже подсознательно, развивается напряженная атмосфера. Ученики считают учителя несимпатичным и отвергают его, даже когда он имеет высокую профессиональную компетентность. Учитель теряет большинство шансов открыть ученикам другие возможности решения и поведения.

Немецкий психолог Р.Тауш (R.TAUSCH, 1960) подсчитал, что в течение сорокаминутного урока к 8 - 10-летним ученикам обращались с приказами и требованиями в среднем 52 раза. В.Вичерковский (W.WIECZERKOWSKI, 1965) насчитал даже 57 распоряжений во время уроков 7-14-летних школьников, а из исследований русского ученого Виктора Коротова (1986) следует, что за 45 минут поставлены до 100 требований 13-летним ученикам, которые конечно не все были необходимыми, осмысленными и целесообразными в смысле педагогики.

Все эти исследователи установили, что в случае сопротивления не редко следовали замечания, порицание, угрозы и наказания.

Американец Джон Доллард (J.DOLLARD, 1970) высказал гипотезу о связи „раздраженности и агрессии“, в которой говорится о том, что следствием приказа чаще всего является внутреннее, а частично и внешнее сопротивление или возмущение.

Если нельзя отменить это сопротивление, это ведет к постоянному давлению и в последствии может вызвать в зависимости от индивидуальной психической конституции и актуальной ситуации отречение, апатию, неуверенность, частичное или полное приспосабливание и в конечном счете агрессию против непричастных и слабых.

○ Наверно каждый может согласиться с тезисом: разумные вопросы активизируют мышление. Вопросы по правилам методики могут раскрыть проблематичность положения вещей, вызвать внимание, так как ученики не знают факты. Но если учитель проводит урок только при помощи вопросов, ставит один вопрос за другим, тогда это приведет к помыканию учениками управлением мышления. Трудно поверить: но есть учителя, на уроках которых ученик за 3 дня ставит только один вопрос, а учитель примерно с 800 до 1000 вопросов (W.WIECZERKOWSKI, 1965). Это обескураживает подростков, ведет к нежеланию, невнимательности и готовности к нарушению дисциплины. Ученики находятся в постоянной экзаменационной ситуации и не успевают размышлять, так как они должны сосредоточиться на следующий вопрос.

○ Несомненно важны слова учителя, общение между воспитателем и воспитанником. Но воспитательная ценность состоит в предоставлении возможности говорить ученикам намного больше, так как урок часто является монологом учителя. Кажется, как будто в этом отношении сохранился средневековый катехизис. Ученики имеют право выразиться только в 20 или 40 процентах времени урока (A.M.TAUSCH, 1971). Учителя недооценивают частоту их высказываний и дают детям мало возможностей для собственной активности. На уроке с 9-летними учениками самое длинное, свободное от руководства время было 15 секунд. Каждые 15 секунд ученики словом, жестом, мимикой были побуждены к определенной реакции, действию. Это делает их безучастными, проявляется невнимание, вполне нормальные реакции подростков.

o Практики воспитания большей частью обоснованы на взаимодействии и общении. Они всегда связанные с чувствами, которые оказываются воспитаннику и воспитателю. Эти чувства представляют собой что-то действительно человеческое, они очень важные для оценки познаний и развития личности детей и подростков.

Авторитарный воспитатель характеризуется неприветливостью, постоянной досадой, невежливостью, нетерпимостью к другим мнениям, несдержанностью, пренебрежением и оскорблением. Мимика и жестикуляция чаще всего подчеркивают слова такого учителя. Он сам считает себя „строгим, но справедливым" и советует молодым коллегам: „Только таким образом можно справиться с такими детьми!"

Примечательны те группы, к которым он обращается с особенным „вниманием":

➢ На первом месте это ученики с плохой успеваемостью. Они каждый день слышат от учителя, что они ничего не знают и должны вести себя „тише воды, ниже травы". Этим ученикам объясняют, что их дальнейшее развитие в значительной степени зависит от доброй воли учителя.

➢ Авторитарный учитель не может терпеть и одаренных учеников. Они в определенных областях знают больше чем он, они самоуверенные и не дают угнетать себя.

➢ Детей из слоев общества, к которым он не относится, авторитарный учитель дразнит с намеком на социальное положение родителей.

Детей, родителей которых имеют авторитет в общественной жизни, это особенно касается, если учитель непосредственно находится в подчиненном отношении: „Ты считаешь, ты можешь позволить себя всё, потому что твой отец главный директор почты?!"

Он безусловно предпосчитает детей, родители которых благосклонно к нему относятся, и обходится с ними с особой приветливостью.

У такого воспитателя есть не только любимцы, для него также существуют „ниши".

Например для „дураков". Совет воспитателя практиканту: „Обратите внимание, некоторых учеников я посадил за последнюю парту, заниматься с ними напрасный труд.

„ Авторитарный учитель делит учеников на разные группы как „лентяи", „неисправимые", „упрямцы", „невежи", „идиоты", „покорные" и „послушные".

Чаще всего такой учитель считает себя счастливым, когда он может изначально подавить формы проявления отрицательного для него поведения. Проникать в суть и причины такого поведения, для этого не хватает его педагогических способностей.

Взаимоотношения авторитарного учителя с подростками характеризуются недоверием и преувеличенным контролем. От воспитанника не ожидается полная смышленность, ему почти не доверяют и дают мало возможностей к ответственности и самоконтролю.

Воспитанников оттесняют в позицию постороннего, с которой примиряются или которой даже довольствуются менее творческие и боязливые ученики. Активные ученики, которые хотят вносить вклад в процесс учёбы и воспитания, попадут в период раздраженности и агрессии. Для них возникает заколдованный круг: они не могут изменить внутри накопленные желания, надежды и агрессию. Если они стараются сделать это, их ситуация усугубляется. Это может довести до поведения подобное неврозу.

Авторитарному воспитателю не хватает чувствительности к детской психике. Это выражается в пренебрежении как например в таких предложениях: „От тебя я ничего другого не ожидал!" или „Тебе что что удалили мозг?"
Учитель потерял всякую чувствительность к естественному стремлению детей двигаться, к потребности в похвале и прочее. Одним из самых обидных выражений, что может услышать ребенок, является заявление родителей: „Я ничего не хочу слышать, чтобы это больше не повторялось!"
В таком случае нет оправдания такому неуместному поведению, пусть оно даже и осознано подростком. Его отправляют в изгнание на психологическом уровне. Это часто является причиной для развивающейся постоянной и чаще всего подавленной ненависти. Нетерпение, беспощадность, суровость и строгие наказания могут вызвать в подростке боязнь, озлобленность и недоверие, что может стать жизненной позицией.
Можно также заметить феномен неоправданных и невежливых высказываний и действий, которые „разрешаются только воспитателю". В этом выражается симптом сознательных желанных иерархических условий: отсутствие слов „пожалуйста" и „спасибо" в высказываниях воспитателя,

никаких извинений за очевидные ошибки, запрет критики личности воспитателя. Такую критику рассматривают как „бестактность" и „дерзость".

Авторитарное поведение выражается в „привилегиях речи". Речь ироничная и циничная, но учитель считает свою речь „остроумной". Бывает мнимая похвала, которая в конечном счёте является оскорблением: „Браво, скажи громко, пышка!" Учитель не может удерживаться от этого слова. Надо обязательно сказать это, чтобы развеселить группу, хотя очевидно, что девочка переживает из-за фигуры, потому что другие и так все время упрекают ее в полноте.

Совсем другое дело, если существует соотношение доверия и партнерства между учениками и учителем, если друг друга знают и уважают, и в похожей ситуации учитель скажет ученику, который не может сидеть спокойно: „Ну, Франк, что ты крутишься как юла? Опять шило в одном месте?" В этом случае это не оскорбление, а доказательство понимания.

Эмпирические исследования доказывают, что авторитарное поведение воспитателя не редко ведет к учебе в смысле наблюдения и подражания. Мотивы и точки зрения принимаются, и даже имитируются конкретные образы поведения и языка. Некоторые ученики сами становятся авторитарными, когда они встречают более слабых.
Немецкий философ Теодор В. Адорно (T.W.ADORNO, 1903 - 1969) констатировал: „Это противоречие свойственно авторитарным лицам". (1968). Такие люди развиваются по типу „велосипедиста", подобного главному герою в романе Генриха Манна (1871 - 1950) „Верноподданный".

Эти черты характера и их последствия опасны для демократических систем. Люди, которым свойственны такие черты в большинстве такие, которые „подставляют лицо ветру", всегда обращаются к более сильному, становятся его инструментом власти и преданно служат. Именно немцы должны знать, куда это все может привести.

Отклонение авторитарного воспитания ведет к воспитанию уважения ребенка, понимания и свободы. Именно из этого больше развилась идея, чем совершенно осуществляемая практика антиавторитарного воспитания с ее крайностями предоставления детям свободы действий и уважения детей.

5.2.1.2. Воспитательное действие предоставления свободы действий и уважения воспитанников

Под этим понимается стиль воспитания, который К.Левин назвал „Laissez-Faire", „принцип невмешательства", Э.С.Шефер выразил в понятиях „любовь" и „автономия". В.Ц.Беккер в терминах „теплота" и „разрешение", Д.Г.Рейенс в понятиях „сердечный, чуткий, приветливый" и „непланомерный, небрежный", а супруги Тауш такими обозначениями, как „уважение" и „слабо развитое руководство".
Неавторитарное воспитание в сегодняшней Европе развивалось в основном между двумя крайними формами проявления, которые Эрих Вебер (E.WEBER, 1972) назвал

- либеральными и
- социалистическими разновидностями.

Отцом либерального течения был Ж.Ж.Руссо, который в своем воспитательном романе „Emile" развил идеи реформ в противоположность тогдашней христианской традиции, поставил значение природных сил в центр размышлений и установил:

- Человек от природы добрый, он часть природы.
- Он сам может приобрести необходимый для жизни опыт и не нуждается в прямой помощи в учебе.
- Воспитание должно отгораживать ребенка как можно дольше от мешающих влияний окружающего мира.

Эти позиции ясно выражаются в гипотезе, что умственное развитие происходит так же как и физическое развитие и необходимо только „переждать" и „предотвращать", в книге Э.Кей „Век ребенка":

„Спокойно и медленно дать природе помочь себе и только следить за тем, чтобы окружающие условия поддерживали труд природы, это является воспитанием" (1921, с.120).

Это представление, романтично измененое, развивают дальше:
„До тех пор, пока отец и мать не осознают величия ребенка, пока они не поймут, что слово „ребёнок" это другое выражение слова „величество", им не понять, что у них нет ни права, ни власти предписывать новому существу законы... " (1921, с.190 след.)

Главная мысль этой теории: ребенок имеет право на признание его самобытности. Родители, полагаясь на самопознание ребенка, отказываются от всякого прямого руководства, ограничиваются „воспитанием позволения". Надо позволять ребенку поступать по собственной воле, оставлять его в покое, дать ему наблюдать, играть и пр. (В.Шайбе, W. SCHEIBE, 1969, с.64).

Сэр Александр Сазерленд Нилл основал в 1921 г. в деревне Лейстон в графстве Суффолк, в 150 км от Лондона, частную школу-интернат „Саммерхилл", "Summerhill" для 50 мальчиков и девочек в возрасте 5 - 16 лет. Идеи Нилла стали примером неавторитарного движения 70-ых годов.

Нилл заработал себе репутацию как чуткий психолог и чувствительный педагог - практик. Его идеи остались живыми и после его смерти в 1942 г., его школа - интернат существует до сегодня.

Основные идеи философии воспитания Нилла, основанные на мыслях Руссо, можно найти в главном труде Нилла „Теория и практика неавторитарного воспитания" (1969):

- Высшая цель воспитания - счастливый человек.
- Когда дана свобода, то самостоятельно возникают способности и интересы:
  „Творческий человек сам учится тому, что ему нужно, чтобы отличаться своей оригинальностью." (1969, с.43)[1]
- Образ действий воспитателя должен предоставлять максимум уважения и личного счастья. Дана свобода, при условии, что она не причиняет ущерба свободе других. Необузданность не имеет ничего общего со свободой.
- Школа должна быть „пригодной для детей", смысл не состоит в том, чтобы делать детей „пригодными для школы".
- Забота о чувствах, фантазии и творчестве имеет преимущество перед тренировкой разума: „Если чувства будут свободными, тогда разум будет заботиться о себе." (1971, с.146)
- Чтобы достигнуть эмоциональной уравновешенности и развивать творческие силы ребенка, надо дать преимущество игре, а не организованному обучению: „Когда ребенок достаточно поиграет, он сам приступит к работе и преодолеет трудности". (1971, с.16).
- Половое воспитание надо освободить от предрассудков прошлых веков. Природе человека соответствует свободное и последовательное совместное воспитание мальчиков и девочек. Это значит: совместные общие спальни, непринужденное отношение к человеческому телу, естественность наготы, детские сексуальные игры не осуждаются. Необходимо с раннего возраста проводить работу по половому

---

[1] Но есть и другие примеры. Не всегда одарённые ученики и студенты хотят развивать свои способности, даже когда их ставят в разные ситуации, чтобы они развивались.

воспитанию, чтобы защитить детей от нежеланных последствий. В этой школе (Summerhill school) „недостойное сексуальное любопытство устраняется почти совершенно... Проблемы в этом отношении у нас не так часты нежели в других школах. " (1969, с.71)[1]

- Воспитание не должно заниматься проблемами политики и религии: „ Политика и религия - это области, в которых ребенок должен позже самостоятельно сделать выбор, когда он станет старше. " (1969, с.319)

Методы воспитания педагогов Руссо, Кея и Нилла отличаются абсолютным ненасилием, практикованной демократией и чувством отвращения к авторитарным структурам.

Такое воспитание и есть политическое признание. А разве не имеет ничего общего с общественной критикой и политикой то воспитание, которое осуществляется при помощи сознательного ограждения от общества и культуры? Остается нерешенный вопрос: что будет с подростками, когда они вынуждены будут покинуть этот благополучный мир и встретиться с реальной жизнью, в которой много добра и зла?

Социалистическое антиавторитарное воспитание ставило перед собой цель подготавливать подростков к общению с обществом. Это движение процветало в 60 - 70 годы нашего века, в особенное для молодежи время свободы, „порывов“ и независимости. Подростки открыли для себя чувства дружбы, общности и любви между людьми. The Beatles, Beach Boys, Hare Krishna, Flower Power, Make Love (немного наркотиков), подростки выступили против неподвижности, против всего, что

---

[1] Это звучит прекрасно! Надо сказать, что Нилл, при реализации этого проекта в консервативной Англии в 1921 был очень смелым. Но я думаю, что первые переживания, именно в сексуальной области очень важные для жизненного опыта. Они должны включить разъяснения об общении друг с другом, воспитание к «способности любить», к ответственности за счастье партнёра. Предпосылкой для этого является зрелость, которую нельзя всегда ожидать.

было консервативно в обществе. Создали для себя пестрый, переливчатый, нереальный мир.

Кредо воспитания явилось в крайнем варианте :

Человеческое счастье можно достигнуть лишь радикальным разламыванием авторитарных структур капиталистического общества. Для этого надо освободить детей и подростков от оберегающего воспитания и воспитывать в них политическое сознание.

В Германии теория левого антиавторитарного воспитания была основана на психоанализе и развивалась практически из идей студенческого движения и оснований коммун в 1968/1969 гг. Известны гуманистические и демократические движения как напр.

- „Kinderladenbewegung" - движение детских лавочек[1], см.напр. Х.Й.Брайтентайхер, H.J.BREITEN-TEICHNER, 1971)

- критическая школа[2] (напр. Х.Й.Гамм, H.J.GAMM ,1970)

Хотя существовали разногласия, разнообразия и несогласованность насчет конкретных целей, представители этих идей были согласны с Ниллом в том, что воспитанники должны иметь больше прав и что воспитание должно происходить не в условиях принуждения, а свободного решения воспитанников. Цель — „счастье и благополучие", была обоснована политически.

---

[1] Это движение возникло на основе маленьких лавочек, которые закрыли и потом использовали политически активными студентами для воспитания их детей, чтобы иметь больше времени для учёбы, профессии и политической борьбы

[2] Движения протеста учеников и учителей, которые хотели бороться против установленной школьной системы. Также название полемического журнала про эмансипацию учителей и учеников под руководством немецкого педагога-учёного Х.Й.Гамма

ГАММ выдвигал следующие требования относительно школы: прекращение всякого давления на успеваемость, отмена отметок и свидетельств, оценивание учеников на основе их активности, отмена обязательного присутствия и монополии учителя на информацию, расширение выбора факультативных предметов, участие учеников в выборе материала, непринуждение к успеваемости средствами жестких мер, упразднение системы перевода в следующий класс, специфические параллельные курсы, право на забастовку для учеников и учителей, независимость печати учеников, право голоса учеников при всех делах школы и сексуальная свобода в школе, включая и взрослых.

Такие цели конечно нашли поддержку особенно у учеников. В основе этих идей лежали прогрессивные мысли родителей, учителей и учеников, которые постепенно после долгих дискуссий осуществлялись и которые внесли вклад в демократизацию школы.

С другой стороны многие из этих идей в связи с наивным ортодоксальным и частичным пониманием марксизма имели оттенки радикального и анархистского: антиавторитарному был тот, кто восставал против общества и их методов воспитания. При этом часто необдуманно злоупотребляли проблемами трудящихся при помощи очевидных политических действий и интеллектуальной пропаганды.

Попытка придать антиавторитарному воспитанию более высокое значение, делая его политической стратегией и использовать его для подготовки революционеров для общественного переворота, должна была потерпеть поражение.

Но как же тогда осуществлять воспитание?

На каком месте в спектре авторитарного и антиавторитарного образа действий воспитателя должно происходить воспитание?

Я считаю: освобождение подростка от несамостоятельности не удастся по собственной инициативе при предоставлении совершенной свободы, ни при постоянной опеке.

Я невысокого мнения о смешивании этих методов при воплощении их в практику. Конечно есть элементы, достойные сохранения и развития, но это надо включать в новое качество воспитания, воспитания в смысле разумного соотношения между авторитетом и свободой.

Каждый воспитатель должен сам решать и нести ответственность за то, какой стиль воспитания будет конкретно осуществляется.

Многие ученые-педагоги в последнее время выдвигали основные составные части такого стиля.

К.Левин (1939) назвал этот стиль „демократическим“, Х.Х.Андерсон (1946) „более социально-интегративным“, К.В.Кордон старался объяснить его „инструментально-экспрессивным“, и Е.Вебер (1972) говорит о „эмансипационном стиле воспитания“.

Как бы Вы назвали стиль воспитателя, который допускает противоположные мнения, показывает противоречивые тенденции в обществе, способствует обсуждению и который далек от давления авторитета или традиций, от политических и экономических позиций и программ партий обязан ребенку и педагогическому сознанию?

Я назову такой стиль, руководствуясь позициями Левина и Андерсона „демократическим и социально-интегративным стилем воспитания“.

5.3 Демократический и социально-интегративный стиль воспитания.

Каковы признаки поведения воспитателя, соответствующего этому стилю?

- **Поучения и наставления происходят, принимая во внимание любопытство и любознательность детей.**

  По отношению к ученикам у воспитателей больше знаний, они имеют профессиональное обязательство делиться информацией, давать наставления, советы, помощь и быть примером. Выполняя это обязательство, они поддерживают имеющуюся у учеников инициативу ставить вопросы и признавая этим интерес подростков, дают импульсы к другим вопросам, предоставляют источники информаций и т.д. Таким образом подростки учатся видеть проблемы, преодолевать их самостоятельно, они мотивированы постоянно учиться и переучиваться. Именно для младших или неопытных учеников важны инструкции, ограничения и требования. Но при этом не всё, что важно для развития детей и подростков, благоразумно с их позиции, и не всё, что должно быть сделано в данный момент, можно обосновать в данной ситуации. В таких случаях авторитет должен опираться на эмоциональную основу доверия и уважения. Превосходство воспитателя выражается в его личности и уважении ребенка.

- **Выбор учебного материала происходит при частичном участии детей и подростков.**

  При этом не имеется в виду работа учеников над учебной программой, хотя и в ней не содержатся все важные жизненные проблемы; речь идет о разных возможностях для совместной конкретизации целей и содержания учебного материала. Это удается, если исходить из вопросов и интересов воспитанников, с помощью обсуждения новых проблем, испытывания разумных дидактических форм, которые помогают ученику избавиться от пассивности и ведут его к таким формам обучения как учеба в группах и работа над проектами. Ответственность за выполнение и за содержание остается в руках учителя.

- **Воспитатель содействует способности воспитанников к критике.**

Речь идет о конструктивной критике. Это надо упражнять, так как эта критика включает способность рассматривать проблемы, анализировать их, а также вносить предложения к их решению. Воспитание к критическому обсуждению проблем означает также: учитель может подвергаться критике учеников.

- **Развивается познанная необходимость фактов.**
  Такими фактами могут быть практические указания, нормы, а также культурные ценности. Надо принимать во внимание опыт подростков. Важные шаги при этом, выявление ценностей, познание и оценка ценностей. На этой основе можно помогать развитию познания,
    - предоставляя возможности для самостоятельных решений, напр. „Если ты еще выше полезешь на это дерево, то наверняка отламается сук. За таким деревом надо ухаживать, оно стоит не меньше 500 евро,
    - обращаясь с призывом (если норма знакома, но была забыта в конкретной ситуации), напр. „Ты же любишь цветы. Когда ты в следующий раз будешь спешить, все равно и обходи грядку. "

- **Учитель признает потребность учеников работать самостоятельно и содействует этой потребности.**
  Это значит допускать ошибки. Нетерпение и всезнайство препятствуют вере воспитанников в собственные силы и умения. Из этого часто следуют несамостоятельность и зависимость. Всегда, когда молодой человек ощущает, что он зря планировал что- то или что взрослые оказывают ему сопротивление, оттесняют его собственную инициативу и лишают его опыта в разных областях.
  Человек уже с раннего детства ставит перед собой высокие цели. Представьте себе гордого трехлетнего малыша, который держит руль автомашины и говорит: „Я хочу сам ее везти. "А что, если он при этом замарает сиденье?
  Взрослые часто драматизируют ошибки детей, даже до того, что у детей, которые не в состоянии защищаться, они вызывают невроз.

- **Воспитанников делают способными общаться с другими.**
  Подростку предоставляют возможность в соответствии с возрастом на свободное развертывание личности, простор, в рамках которого он может быть „он сам". Для мира, в который он врастает, он еще несвободный, сталкивается с сопротивлениями, он должен открыть и „покорить" этот мир. Он еще малознающий, с неразвитыми способностями, неуверенный и несамостоятельный в мышлении, в суждениях и в действиях. Воспитатель может изменить при помощи

вспомогательных методов это положение, например, давая подросткам возможность упражняться сознательно обращаться с предоставленной свободой.

Важно при этом развитие социальной компетенции на основе демократического кооперирования: воспитатель показывает на собственном примере возможности сотрудничества и создает ситуации для упражнений, при помощи которых подростки учатся понимать намерения, мнения и поведение других и снисходительно относиться к ним, учиться признавать интересы других, проявлять ответственность и решать конфликты демократическим способом. Это требует от воспитателя разъяснения проблем и конфликтов других людей, он должен ставить их на размышление и дать обсуждать вместе с ними демократические решения. (К.Молленхауер, K.MOLLENHAUER, 1968, с.71)

- Возбуждаются мышление и творческие действия.
  Воспитатель непременно признает идеи и собственную инициативу учеников. Он упражняется с ними в постановке вопросов и осознание проблем. Воспитатель прямо провоцирует сиинтуации творческого мышления (загадки, полуготовые решения, проблемные задачи...). Он предоставляет материал, чтобы вызывать конструктивную критику и разнообразность мышления. (Р. Ёртер, R.OERTER, 1971, с. 395 след).

Воспитывать в таком стиле требует педагогических умений и сильной личности. Требуется твердое намерение отправлять учеников в будущее с чистой педагогической совестью, дать им возможность прийти в себя, чтобы ученики по собственному суждению и решению смогли усовершенствовать свою жизнь и жизнь других людей.

Может быть многие сомневаются в высказывании ученого,педагога, но надеюсь, что послание певицы Уитни Хьюстон (1988) поймут родители, педагоги и студенты:

I believe the children are our future
Teach them well and let them lead the way
Show them all the beauty they possess inside
Give them a sense of pride to make it easier
Let the children's laughter remind us how we used to be[1]

Я верю, что дети - наше будущее,
Учите их хорошо, и пусть они ведут за собой,
Покажите им всю их внутреннюю красоту,
Привейте им чувство гордости, чтобы все упростить,
Пусть детский смех напомнит нам, кто мы.

---

[1] Строчка из песни „The Greatest Love for All" – „Великая любовь"

6. МЕТОДИЧЕСКОЕ И ПРАКТИЧЕСКОЕ ВОСПИТАНИЕ

6.1. Средства, приемы и методы воспитания

Педагог каждый день применяет много средств, чтобы воспитывать: он хвалит детей, говорит с ними о их желаниях, надеждах и заботах, награждает их, иногда порицает их, увещевает их, играет с подростками, напоминает им о чем-либо, учится и работает с ними, поощряет учеников, выбирает учебный материал, уделяет внимание условиям и т.д.

Все эти средства, и к тому же проявление личных черт характера воспитателя, служат осуществлению цели помогать подросткам понимать себя, других, окружающий мир и „организовывать" жизнь на пути к правде.

Профессия педагога именно поэтому так интересна. потому что он не работает с „мертвым материалом", который просто можно „обрабатывать".

„Объектом" воспитания всегда является „субъект" с собственными побуждениями, собственной волей и собственными представлениями о мире, этот „субъект" может реагировать на воспитательное влияние, может принимать и терпеть его. Но он может тоже избегать его и сопротивляться ему.

Именно это делает профессию воспитателя такой прекрасной и творческой. Перед педагогом каждый день стоят новые требования, он осознаёт, что его планы служат лишь руководством. При осуществлении планов надо считаться с непредвидимым и неожиданным. Прямая схема „цель, средство", автоматизм, исходя из цели при помощи средств добиться результата, не работает.

Воспитание не предвзятый процесс, которым можно овладеть в совершенстве и с которым можно справиться при помощи „психологической или педагогической техники". (Th.DIETRICH, 1988, с.104)

Кто не может мириться с этим фактом, пусть лучше выберет профессию математика или занимается другой наукой, в которой все точно определено и урегулировано, в другом случае он всю жизнь будет несчастливым и угрюмым человеком.

Средства воспитания действуют не в каузальной связи, а в диалектической, эти средства всегда имеют в своих действиях определенную вероятность.

Средства воспитания — это выбранные под аспектом осуществления целей содержания, условия и методы, включая соотношение воспитателей и воспитанников относительно этих содержаний, условий и методов.

К средствам воспитания относятся соответственные качества, черты характера воспитателя и подростков и качество соотношения между ними.

В этом понимании средства воспитания — это не только „мероприятия" воспитания. Средства воспитания являются помощью в воспитании в широком смысле.

Благоприятное условие, для того чтобы сосредоточиться, может быть средством воспитания, которое вносит вклад в достижение определенной цели, но это еще не воспитательная мера. Если рассматривать воспитателя и его педагогическую задачу, средства воспитания в основном выражаются в продуманных воспитательных мерах и в приемах воспитания.

Приемы воспитания — это многочисленные и разнообразные отдельные действия или способы воспитания.

Приемы воспитания достигают качества метода, если они в целях антиципации, направлены на определенную цель служат реализации практического образа действий воспитателя.

Методы воспитания - это умственно предвиденные и реализованные практическими действиями образы действий воспитателя, которые, принимая во внимание типичные признаки возраста и личности воспитанников и внешние условия, служат достижению цели с ориентацией на содержание.

Отсюда становится ясно, что метод воспитания может состоять из многих согласованных друг с другом отдельных действий воспитателя. С другой стороны для достижения определенной цели воспитания можно связать разные отдельные действия воспитателя, чтобы получился новый образ действий.

В гуманистической, ориентированной на ребёнка педагогике многие из этих образов действий оказывались полезными и осмысленными.

Как оформлять образ действий конкретно, зависит как от исторической и культурной обстановки так и от связанных с этой обстановкой целей и содержания воспитания и от личности воспитателя.

Методы воспитания в прошлом истолковывались часто по-разному. Это не изменится и в будущем из-за многообразия позиций. Большей частью методы воспитания описываются содержанными в них приемами воспитания.

Разнообразие и богатство вариантов методического образа действий наверно нельзя охватить теоретически, однако же их типичные образы действия и возможности воспитательных способов действий.

В воспитательной действительности всегда существует более или менее разумный план поведения воспитателя. Если предположить стиль воспитания, который отличается демократическим и социально-интегративным поведением воспитателя, можно заметить следующие типичные образы действий:

➢ Воспитатель завоевывает симпатию подростков.

➢ Он стимулирует и оценивает своих воспитанников.

➢ Он дает детям и подросткам возможность испытаний и приучает их к доброте.

➢ Он требовательный в отношении к ним и способствует развитию их благоразумия.

Все это он не делает для того, чтобы вкрасться в доверие детей или чтобы навязать им что-то и влиять на их душу, а для того, чтобы, соответственно возрасту, поддержать их самоосуществление.

Человек — это единое целое, в нем невозможно воспитывать отдельные черты характера, поэтому отдельный метод без связи с другими методами никогда не сможет повлиять на развитие его личности. Только при применении методов в их диалектике, интуитивных и сознательных воспитательных действий может происходить воспитание.

Краткое описание действия методов воспитания

Цель воспитания
(исходный пункт любого воспитательно-методического рассуждения)

Воспитатель
(выбирает методы, осуществляет их планирование, внедряет их)

Преимущественно ориентированные на образование методы

Преимущественно ориентированные на воспитание методы

Система методов

Метод ТРЕБОВАНИЯ

Метод ПРИОБРЕТЕНИЯ СКЛОННОСТИ

Метод ПОДДЕРЖАНИЯ ПРИУЧЕНИЯ

Метод СТИМУЛИРОВАНИЯ ОЦЕНКИ

От сознания к поведению

От поведения к сознанию

РЕЗУЛЬТАТ ВОСПИТАНИЯ:
Поведение ⟺ Сознание

Рисю 7: Система методов воспитания

234

Так как в этой главе эти методы не описываются подробно, я хочу коротко объяснить их суть (см. М.Шарлах, 1989, с.12 след.):

Суть метода доказательства заключается в том, чтобы предложить подростку новые и противоречивые ситуации; поставить его перед требованиями, с которыми он не справиться при помощи одних лишь привычек; побудить к действиям, что позволит ему занять свою собственную позицию и приведёт его к самостоятельным, новым для него действиям.
Цель: определиться с поведением в соответствии с индивидуально принятыми нормами, правилами и принципами, а также с их реализацией на практике.

Суть метода привыкания заключается в том, чтобы систематически сталкивать подростка со знакомыми или уже пережитыми ситуациями; поставить его перед требованиями, которые заставляют его практиковаться и повторять действия; в целом побудить его к приобретению позитивного поведения (привыкание), изменению поведения (повторное привыкание) и уменьшению негативного поведения (отказ от привыкания).
Цель: развить автоматическое и стабильное поведение.

Суть метода требований заключается в том, чтобы так предъявить к воспитаннику специфические для развития требования (ценности, нормы), чтобы поставить его в положение, позволяющее действовать адекватно, даже если понимание необходимости или уместности того, что требуется, еще не развито или развито частично.
Цель: за относительно короткий промежуток времени выработать соответствующее поведение.

Суть метода развития сознания основывается на фактических, методологических и нормативных знаниях, приобретённых подростком в отношении соответствующей области применения и заключается в том, чтобы открыть ему возможности, используя диалектику знаний и опыта, уметь самостоятельно доказывать и опровергать факты, а также постоянно их рационально и эмоционально оценивать.

Цель: рациональное понимание, эмоциональная привязанность и идентификация с утверждениями, нормами, мнениями и т.д.

Далее я хочу показать на трех примерах, как могут выражаться названные педагогические способы действий в конкретном поведении воспитателя.

6.2. Избранные методы и соответствующие им приемы воспитания

Для того, чтобы найти ответы на такие вопросы, как

„Что является для подростка важным?“

„Как мы можем принимать участие в их жизни?“

„Как можно приблизиться к ним?“

„Какими педагогическими методами можно найти к ним подход?“

надо иметь доверие детей и подростков.

6.2.1. Завоевание доверия подростков

Суть метода завоевания доверия и симпатии состоит в том, что проявлением положительных чувств и созданием атмосферы доверия развивать положительные эмоциональные отношения и приветливые человеческие контакты с подростками.

Цель состоит в подготовке личности воспитанника к воспитательным методам.

Мы знаем, что для высокоразвитых существ чувство быть в безопасности и быть принятым является важным жизненным условием. Психологи подробно доказывали, что небрежное отношение к ребенку или даже его отклонение могут привести к существенному отставанию в учебе, к психозу, даже к замкнутости в себе.

В первый период своей жизни человек по существу совсем беспомощный. Он не имеет опыта для „личной программы помощи" и нуждается в ласковом общении с другими людьми.

В процессе становления взрослым человеком эта потребность не исчезает, а принимает другие формы.

Без эмоциональной основы развитие личности не удастся.

Так А.Айхорн подтвердил с позиции психоанализа мнение Макаренко, что воспитательная работа воспитателя в детдоме будет до тех пор невозможной, пока у воспитанника будут отсутствовать чувства симпатии. (1981, с.106) Макаренко подметил: „Человек не может жить на земле, если у него нет никакой радости". (1981, с.602)

Представьте себе, что Вы каждый день и каждый час должны переживать поражения, непризнание, невежество и осуждения! Как долго Вы смогли бы выдержать? Что изменяется в Вас?

Таким образом: если говорить с детьми и подростками, должна преобладать приятная атмосфера, должно возникнуть мажорное (весёлое)[1] настроение, в которой преобладали бы шутки и улыбка, чтобы смогли развиваться дружеские отношения.

Смысл обращения к другому человеку в форме выражения положительных чувств основывается на ожидании, что он ответит соответственным образом.

Р. и А.М.Тауш заметили, что это ожидание часто оправдывается и сформулировали „тезис об обратном эффекте". (1971, с.115 след.)

Агрессивный, нервный и в дурном настроении учитель не должен ожидать уравновешенных, чутких и приветливых учеников.

Интеллигентные ученики с высокими нравственными требованиями к себе не редко же развивают способность понимать учителя и в таких ситуациях и обращаться с ними так, чтобы не возникли конфликты. Конечно, с позиции педагогической профессии, это „поражение" для воспитателя, так как его „педагогическая ценность" резко уменьшилась.

Педагог должен использовать свои эмоции педагогически и психологически обдуманно и должен стараться управлять своим поведением рационально. Если он всегда находится на „волне чувств", то легко может случиться, что эта „волна" унесет воспитателя от сущности его намерений.

Если мы хотим добиться симпатии подростков, то мы должны быть честными и чуткими по отношению к ним, относиться с уважением к подросткам.

---

[1] противоположность - минорное настроение

Этим я имею в виду: терпимость, терпение, уважение, помощь, доброта, партнерство и ободрение, принимая во внимание слова французского писателя Франсуа Раблэ (1494-1553): „Прежде чем что-либо делать, обдумай всегда место и время“. Бессердечность, грубость, нелепость, всезнайство мы должны вычеркнуть из репертуара нашего поведения.

Я не имею в виду отвечать на капризы учеников с преувеличенной приветливостью или обращаться с подростками как с домашней канарейкой.

Например в реальном училище, в 8-ом классе: учительница на уроке гладит по голове четырнадцатилетнюю Надю и говорит ей успокоительным тоном: „Видишь, всё не так страшно, все нормально, Надя“. На перемене Надя говорит подруге: „У этой мумии (учительнице было 23 года!) не все дома!“ Это обратный эффект.

Оказание настоящей помощи может помочь подросткам перебороть свою боязнь, способствовать развитию доверия в себя и увеличить их самоуважение. Таким образом, с большой вероятностью удастся, например, предотвратить оппозицию, способствовать „учёбе благодаря успехам“, обучить путем имитации и удовлетворить основную человеческую потребность в дружеских отношениях с другими людьми. Самое главное для того, чтобы достигнуть симпатии подростков — это способность внедриться в их мир переживаний, сочувствовать их ощущениям, чувствам, намерениям, желаниям и представлениям.

При этом мы можем употреблять мимику, жестикуляцию и речь. Понимание не должно выражаться в форме „принципиальных объяснений“, простые слова или незаконченные предложения могут произвести положительное действие.

Когда мы на занятии говорим ученику „Ты же помнишь, что... " , это не значит, что ученик действительно помнит. Начиная такими словами предложение, мы приписываем ему положительное намерение и этим можем побудить к работе. Ученик относится положительно к нам. Но мы должны знать, когда это для ученика становится привычкой и делает его ленивым. Подобно дело обстоит с такими словами как „Вы думали... ", „Ты хотел.. ", „Вы считаете правильным...", „Тебе трудно решить, но... " и т.д.

Жить вместе с подростками в их мире и поддерживать их в раскрытии мира — это значит признавать, что полноценная духовная жизнь немыслима без способности открыть душу, сердце всему живому, всему красивому в нашем бытии.
Французский писатель Антуан де Сент - Экзюпери (Antoine de SAINT EXUOERI, 1900 - 1944) называет эту способность в своей сказке „Маленький принц" „роднится с существом". (1965, с.64) Разве мы будучи детьми не умели это делать, да ещё как умело?
Кукла, мишка, все они для нас имели душу мы с ними говорили, играли, любили их. Нам было жалко, когда у мишки не было глаза, и были довольны, когда кукла „спала".

В индийской философии растения и все предметы имеют душу. Их уважают, их не разрушают бесмысленно, живут с ними в одной среде обитания.
Потребность любить что-то глубоко человеческа, она не должна быть заброшенной.
Эта потребность показывает нам воспитателям путь к тому как развивать восприимчивость к идеям, правде и к принципам.

Благодарная для воспитателя цель, стараться достичь того, чтобы определенные вещи стали дороги детям и сохранили особое обаяние, особую привлекательность:

Растение, за которым ухаживают, не разрушают. Учебное пособие, которое откорректировали, не разрешают использовать без позволения. Нельзя рисковать социальной обстановкой, в которой чувствуют себя защищенным и востербованным.

Педагогический опыт показывает: если общаться с детьми и подростками чутко (не как с маленькими детьми), можно ожидать когда-то чуткости со стороны подростков.

Всякий формализм, поверхностность и всякие действия такого типа делали бы это намерение невыполнимым. Так же дело обстоит с односторонним, преувеличенным рационализмом или с феноменом „становиться черствым, суровым". Этим постепенно „убивают" себя. „Изнуряют" себя и скрывают неуверенность и нерешенные проблемы за фасадом рационализма и „неэмоциональности", которой не существует на практике.

Развитие симпатии через уважение и понимание тесно связано с тем, как мы умеем стимулировать подростков педагогически.

6.2.2. Стимулирование

Суть метода педагогического стимулирования состоит в том, чтобы
- побуждать
- вызывать
- содействовать

- усиливать
- делать более эффективными
виды и образы действий, и наконец внутренние позиции (готовность, интересы, мотивы, точки зрения) подростка.

На практике мы этого можем достичь стимулами, ободрением, положительным примером, „настройкой" на задачу и др.

Стимулирование в школе начинается с основной атмосферы на уроке.

Как начинается урок, какие новые идеи есть у учительницы или учителя, как учеников настраивают на то, чтобы усвоить знания, всё это очень важно за успех урока.

Конечно не каждый урок может быть оригинальным, „фейерверком" мыслей, идей и методической изысканности, но учителя и учительницы всегда должны стараться быть оригинальными и уравновешенно употреблять разные методы.

„Даже источники и ручьи иссякают, если слишком часто и много черпают из них. " (Демосфен, DEMOSTHENES, 384 - 322 до н. э.)

Учеба должна быть разнообразной, связанной с удовольствием, а то опустеет педагогический ландшафт!

Чтобы справиться с этим требованием, не надо забывать маленькие, часто очень эффективные формы стимулирования.

Возьмем например введение закона рычага на уроке физики:

Можно в начале урока ставить такой вопрос:
„Почему максимальная нагрузка башенного полноворотного крана зависит от расстояния между крановой тележкой, её величиной, силы и

направлением силы и башней? В ответе на этот вопрос я хочу объяснить действия силы. Если больше трети учеников поняли мой вопрос, я был бы очень рад. Неясно, знают ли они ответ на этот вопрос. Но что таким образом кто-то интересуется этой проблемой, это наверно только касается „болельщиков механики".

Можно начинать такой урок совсем по-другому. Например с рисунка на доске (см. илл. 7). Иллюстрация показывает сцену из сказки „Храбрый портняжка",своего рода Бэтмен братьев Гримм. Эту сказку наверно знают все ученики, хотя они считают ее „ерундой". Но рисование вызывает смех, создает веселую атмосферу. И учитель может начинать: „Я хочу побеседовать с вами на тему:
„Победа естественнонаучных знаний над богатырями". На этой основе ученики могут говорить о своем опыте в разных ситуациях: что случится, если в домашних условиях уборки метлу поставить в место равновесия в центре тяжести, где надо схватить молотокб чтобы как можно крепче ударить по большому пальцу, почему на кранах висят огромные массы и пр. К таким доводам прислушался и наш храбрый портняжка: 1. Когда ты вместе с кем-то носишь бревно, то надо избегать носить конец бревна, он тяжелее. 2. Старайся убедить твоего партнера положить себе бревно на плечи в центре тяжести, тогда тебе ничего не нужно нести.
Если создали себе четкое представление о таких явлениях, можно перейти к тому, чтобы сделать наброски и раскрыть действующие закономерности.

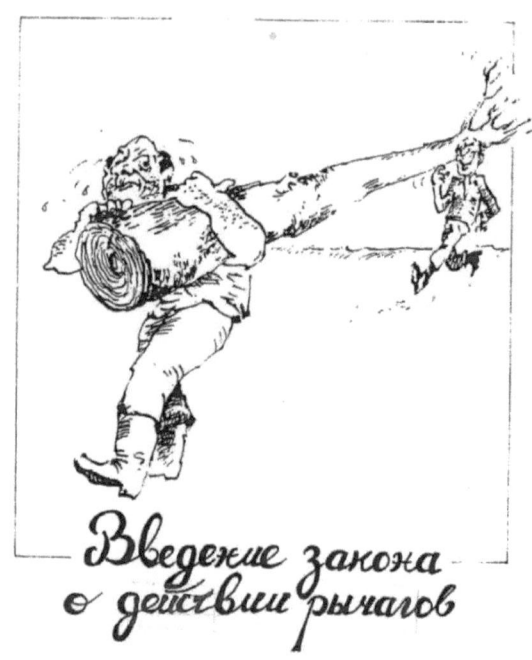

Илл. 12: Внедрение закона рычага

Как можно использовать „психологические трюки“, чтобы облегчить учебу и делать ее веселой, показывает и следующий пример.

Первые уроки греческого языка в гимназии древних языков. Ученикам надо как можно быстрее запомнить буквы в правильном правописании и произношении. Например букву „φ“ (произносится «фи», „phi“).
При этом может помочь использование иллюстрации и ассоциации слов. Рисунок на доске (см. илл. 8) показывает сходство между способом написания буквы „φ“ и очками изображенного справа „физика“. Буква „φ“ произносится как первые две буквы слова „физик“ (ассоциация звуков).

Многие люди лучше воспринимают визуально чем через слова и письмо.

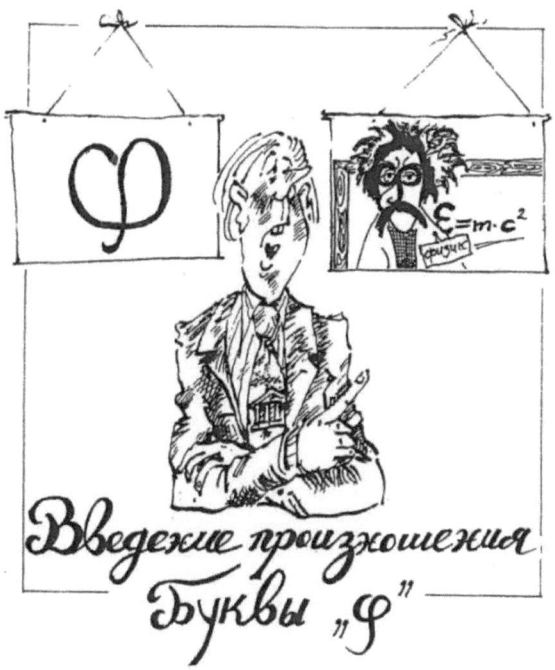

Илл. 13:   Стиль и образование звука для буквы „φ"

Как можно связать различные виды восприятия и этим вызвать удовольствие в учебе?

Урок математики в реальной школе. Надо учить формулу для вычисления объема шара. Ее пока нельзя вывести математически, так как для этого ученики должны были бы иметь знания о исчислении бесконечно малых величин, в особенности о применении интегралов вращения. Значит, надо выучить эту формулу наизусть. Но это не так просто, формула трудно запоминается.

Можно поступать так:

- Нарисовать на доске (см. илл. 9), этим вызвать внимание учеников
- Написать фразу „Шар - это небольшой лук. Объем (V) шара равняется

четырем третьим произведения его радиуса в кубе и числа π (Пи)!"

▪ Повторять эту фразу 3 - 4 раза и

▪ говорить хором в классе. Именно повторение ведёт к монотонному пению, которое остается в памяти.[1]

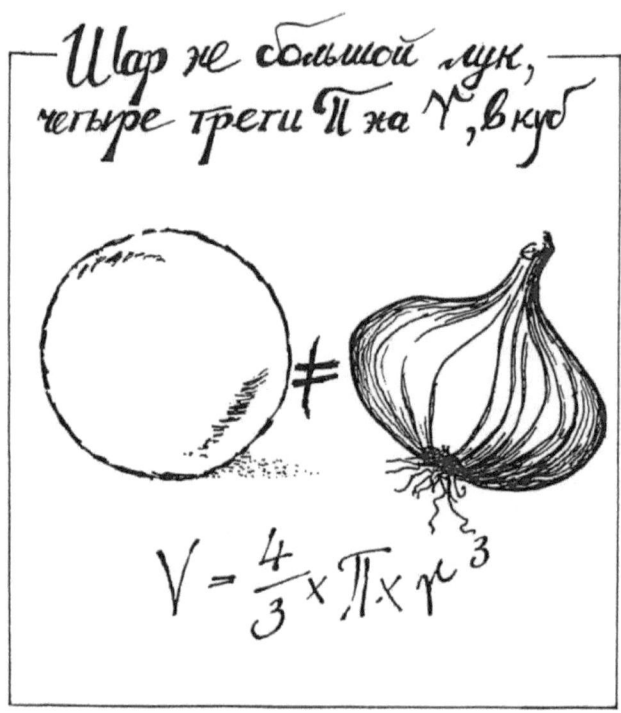

Илл. 14: Запоминание формулы расчета объема сферы

---

[1] Конечно применение таких трюков ничего общего с наукой «математика» не имееет. А с науками «психология» и «педагогика». Но я отвергаю знания, основанные на заучивании наизусть.

Дать детям и подросткам ощущать радость в работе, дать им иметь успех в учебе и вызывать в них чувство гордости и уверенности в себе — это важный залог воспитания.

Такого не должно случаться: подростков не должна мучить мысль, что они ни на что не способные.

Но, наверное, Вы знаете такую ситуацию: в классе молчаливо стоит ученик, придавая лицу упрямое выражение, и не может понять, о чём на уроке идёт речь. Он не справился с задачей, хотя так старается. Ученик хочет учиться лучше, но опять только „двойка“.

Такой ученик чувствует себя очень несчастным, часто учитель для него „заклятый враг“.

Отметка как единственный критерий характеристики личности может стать оковами негативного мышления и действий человека. Ученик может перестать стараться, он не видит ничего радостного впереди. Здесь важны особое педагогическое внимание и особая поддержка.

Реальная жизнь в обществе часто очень трудная, любовь к ближнему слишком часто остается идеалом и „пустыми словами“. Вступать в мирную конкуренцию, создать конкуренцию вместе с другими людьми, терпеть конкуренцию, узнавать отрицательную конкуренцию и стать „выносливым“ относительно этой конкуренции, этому надо учиться.

Поэтому соревнования как высшая форма стимулирования — важное средство воспитания.

Каждое соревнование, организованное учителем, должно содержать возможность сравнивать успеваемость участников, выражать силу участников, оценивать их справедливо, упражняться в корректности и учиться выдерживать поражения.

Дети и подростки узнают, что нечестное поведение (как ловля с многими удилищами, см. илл. 10) не должно вести к успеху.

Э. Кеннеди (E.KENNEDY) сделал вывод из своего политического опыта: „Кто не умеет выдерживать поражения, тот не заслуживает победы“.

6.2.3. Оценка

Оценивать — это значит придавать значение вещам и явлениям. Это может случиться через сравнение фактического состояния и заданного состояния.

Заданное состояние — это могут быть утвержденные обществом и признанные для личной жизни ценности и нормы, но и личное осознание, личный опыт, представления или идеи, которые считают важными.

Этот „внутренний масштаб“ заданного состояния развивается с помощью знаний, опыта, примеров и часто под влиянием чужой оценки. Очень важно чтобы воспитатель не навязывал подросткам масштаб, а сделал все чтобы подростки нашли свой критерий измерения.

При этом мы можем помогать им своей оценкой, можем указать на опыт и компетенции других людей, ставить на обсуждение оценки, дать подросткам оценивать последствия и т.д.

Нет умственно здорового человека, который не хочет прямой или косвенной оценки. Другое дело, если у него повязка на лбу с надписью „I need valuation; Мне нужна оценка“.

Оценки зависят от „внутренних критерий“ того, кто оценивает. Так например, этот масштаб может быть логично „разделен“ на оценки „правильно-неправильно“.

Критерии могут содержать и политические принципы и требования, что может привести к оценкам, как „прогрессивно“, „демократично“, „анархично“, „реакционно“.

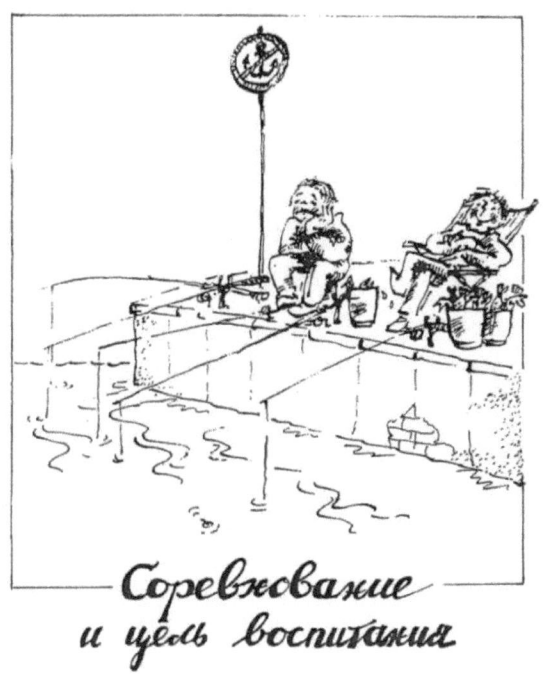

Илл. 15: "Здоровый" и "нездоровый" масштаб

Эстетические критерии допускают суждения оценивать что-нибудь „красивым“, „некрасивым“, или „трагичным“, нравственные критерии позволяют решение „добрый“ или „злой“.

Наверно вам знакомы и другие критерии оценивания.

В зависимости от ситуации, интеллекта и жизненного опыта мы совмещаем в себе несколько таких критерий.

Но при оценивании воспитанников, недостаточно установить, „это правильно, это неправильно“, „это хорошо, это плохо“.

Суть метода педагогической оценки состоит в сравнении потребностей, соответственно пониманию и представлениям воспитателя, с настоящим уровнем развития и основанная на этом сравнении форма стимула.

До тех пор пока научно обоснованные критерии являются потребностью, как, например, „трижды три девять“, а не „трижды три примерно 10“, оценка высказывания „трижды три девять“ правильным объективно неоспоримо.

Но вот относительно определенных норм общественной жизни можно, в зависимости от времени и динамики, спорить о том, когда начинается субъективность в оценке.

Как только не проклинали консервативные, далекие от жизни учителя, служащие государству, но несколькими годами позднее они передавали ученикам то же самое в доказательство демократии и прогресса.

В какой степени учителя знают и осознают объективные потребности и субъективные требования своих учеников, и в какой степени учителя в состоянии, правильно оценивать реальные условия, зависит от развития их личности и от требований к своей профессии.

Неоспорим тот факт: каждое решение, которое должен принимать педагог, основывается, сознательно или не сознательно, на предыдущей оценке.

Каждая оценка, которую выражает педагог, должна быть советом, помогающим развитию личности воспитанника.

Хороший педагог оценивает своими словами (словесные оценки), мимикой и жестикуляцией и вообще всем поведением по отношению к воспитанникам. Он смог бы давать и письменные оценки, но только по просьбе подростков или их родителей.

Педагогической оценкой, которая ведет к стимулу, педагог может усилить положительные действия и положительное поведение подростков.

Это например бывает в таком случае, когда оценка вызывает радостное, приятное состояние у воспитанников.

Но что значит „приятно“? Чувство успеха, достигнутого целеустремленной работой, ощущение уважения и настоящего сочувствия? Или получение награждения? Если успех ставить на равне с наградой, есть две возможности:

Первая — воспринимать достижение поставленной перед собой цели как „собственное награждение“.

Вторая — поступать и вести себя так, чтобы получать вознаграждения.

Последнее соответствует „закону эффекта“, который был исследован американским психологом Э.Л.Торндайком (E.L.THORNDIKE, 1932). Педагогу надо, по моему мнению, предотвратить психологическое развитие ребёнка соответственно этому закону, так как иначе человек будет деградирован до уровня собаки Павлова. Учиться в зависимости от успеха соответственно алгоритму „возбуждение

- реакция"— это для ученика поиски награждения по алгоритму „попытка - ошибка" ("trial and error"). Отсутствует награждение, значит и ученик перестает совершать желательные действия. Какая личность развивается в этом случае?

Дрессируя его таким образом, будет ли он жизнеспособен?

У человека есть потребность в уважении и поощрениях, тем более у молодых людей. Надо ли „насиловать" эту потребность неуместными награждениями?

Возможности оценок надо применять так, чтобы воспитанники смогли развивать в себе „чувство меры", которое делает их способными, правильно оценивать свою успеваемость и поведение и мотивировать себя на этой основе.

Только в этом смысле методы, вызывающие у учеников чувство успеха, такие как согласие, удтверждение, похвала, награждение, обещание и др., педагогически целесообразны. Х.Ф.Кларизо (H.F.CLARIZO, с.20 след.) в этой связи различает 4 вида действий, усиливающих положительные поступки и поведение:

- материальные усиления, как например книги, диски, кассеты, деньги, любимые блюда. Этот вид подтверждения успеха надо применять не так часто, так как он скорее всего сможет вызвать поведение, ориентированное на награду.

- усиление посредством неожиданного позволения любимых занятий.

  В семье: совместное посещение рок-концерта, разрешить не мыть посуду, а вместо этого дать возможность непринужденно побеседовать с подругами и т.д.

  В школе: проведение интересных экспериментов сверх учебной программы, при хорошей погоде урок в парке на свежем воздухе, проведение дискуссии на интересующие учеников темы и т.д.

А вот читать сказки или рассказы на уроке, чтобы достичь хорошей дисциплины, это вовсе не воспитательная цель усиления положительного поведения.

- социальные усиления

Они для меня самые эффективные в педагогическом отношении.

Улыбка, приветливые жесты, внимание, интерес и уважение вызывает у учеников радостное, приятное состояние. Одно из самых действенных социальных усилений, оказание доверия подростку.

Высшая форма этого вида усилений достигается, когда в соответствии с возрастом и с личностью на воспитанника возлагается ответственность, считают его компетентным решать проблемы (Е.Е.Гейсслер, E.E.GEISSLER 1967, c.78). Дети как правило обязательно хотят оправдать доверие взрослых. Они счастливы, если самостоятельно и ответственно могут решить осмысленную задачу.

- Усиление из внутри („Intrinsische Verstärkung"; англ. „внутренний")

Воспитанник узнает, что успех вытекает из самого дела. 12-летнего, который не хочет читать, наверное, можно побудить к чтению, если ему дадут его интересующую литературу. Когда его интересует содержание книги, то он будет стараться понять его и путем „посредственной информации" учиться лучше читать.

Этот успех, „ощущаемый воспитанником из внутри" и вытекающий из самого дела, пригоден для того, чтобы познать себя лучше.

Все эти формы оценки тесно связаны в своем действии, они усиливают, компенсируют и „нейтрализируют" друг друга в определенных условиях.

Оценка всегда является „педагогической", когда она
- является справедливой,
- не вытекает из субъективного действия, аффекта воспитателя,
- не служит тому, чтобы великодушным предоставлением свободы действий сохранить покой воспитателя,
- дается соразмерно и не ослабевает в своем действии,
- отрицательный или положительный опыт не бросает тень на оценку (так называемый „halo-effect", „Гало-эффект", „эффект ореола": несознательное недооценивание или переоценивание неоправданной оценкой жизненных ситуаций и из-за существующих предрассудков). За тот же самый поступок „хорошего ученика" не так быстро наказывают как ученика, который всегда ведёт себя вызывающе.

Недостаточно рассматривать воспитанника как объект действий. Мы должны стараться понимать его ситуацию и дать правильную оценку, чтобы помочь ему. Не надо оценивать поведение вопитанника только с нравственной точки зрения, а с точки зрения психологии, принимая во внимание личность с ее своеобразием.

Воспитатель может укрепить воспитанников в правильности их поведения, он также может предотвратить неуместное и неправильное поведение.

При этом можно применять так называемые противодействующие способы воспитания, которые должны вести к тренировке избежания неправильных действий у подростков.

Неприятные последствия неуместного поведения в соответствии с возрастом ученика можно вызвать наставлением, порицанием, замечанием или выговором.

Самая строгая и самая спорная форма усиления - наказание. Его надо применять только в крайнем случае.

Воспитателю лучше давать больше положительных чем отрицательных оценок. А.Реблэ (A.REBLE) требовал: „Как можно больше поддержки, противодействия столько, сколько это необходимо“. (1968, с.118)

Если оценка, пусть это даже и плохая оценка, должна быть стимулом, то это конечно касается и наказания. Наказание в конечном счёте для воспитанника должно быть стимулом поступать иначе, т.е. лучше.

Воспитателю наверно не всегда удается быть приветливым. В некоторых ситуациях это было бы неправильно в педагогическом отношении. Вполне нормально, что дети иногда „переступают границы дозволенного“ и не всегда, а иногда лишь впоследствии осознают, что они поступили неправильно. Но если воспитанники знают, как поступать правильно в данной ситуации, но не хотят исправить поведение и не принимают советы воспитателя, в таком случае наказание будет уместным.

Наказывать педагогически не значит, что необходимо расстраивать и „разрушать“ воспитанника. Доказано, что неоправданные наказания делают подростков лгунами, подхалимами, боязливыми прогульщиками, неуверенными, разочарованными людьми, которые считают себя неполноценными. Здесь уместна теория фрустрации-агрессии, предложенная Джоном Доллардом (1970). Суровость и беспощадность воспитателя иногда побуждают воспитанника к подражанию такого поведения.

Если присудить кого-то к наказанию, тогда при условии,

- что воспитанник знает и понимает, почему его наказывают. Если он не может познать и признать наказание, воспринимает его как неоправданную реакцию, то это возможно будет иметь обратные последствия. Наказанный ощущает поведение воспитателя как большую несправедливость.

- Наказание должно соответствовать настоящему неправильному поведению.
  В том случае, когда мы используем обоснованный повод для того, чтобы отделаться от раздражательности или включаем в определение меры наказания неправильное поведение подростка за предыдущие 3 месяца, это не имеет ничего общего с воспитанием.

- Надо принимать во внимание состояние наказанного воспитанника. Чуткий человек реагирует иначе чем уравновешенный или холерик.

- Как всякая оценка наказание не должно зависеть от настроения воспитателя. („Надо бы наказать ученика Петрова, чтобы не стал заносчивым“.) Наказание должно быть справедливым.
- Повод и наказание должны быть тесно связаны.
  Нельзя необоснованно упрекать ребенка, за прошлые давно забытые поступки. (В.Шайбе; W.SCHEIBE, 1967, с.314 след.)

Самым важным в процессе самореализации детей и подростков является то, что они все больше учатся размышлять о последствиях их неправильного поведения, осознавать свое неправильное поведение и находить возможность для его исправления.

Для этого воспитатель должен иметь большое терпение и чуткость, должен быть спокойным по отношению к воспитанникам и всегда увлеченным своей работой с детьми и подростками.

Торопиться в работе с детьми — это гибель воспитателя!

Хороший воспитатель — это специалист своего дела, любящий работу с детьми.

Каждый из нас должен иметь что-то своеобразное в себе, чтобы иметь успех в педагогической работе.

> Давайте не будем забывать о крестьянине,
> живущем в глубинке, который, отвечая на вопрос о его
> совершенно нестандартном для этой местности доме,
> говорит:
>> „А мне нравится так ".

Список литературы

Adorno, Th.W. / Bettelheim, B. / Frenkel-Brunswik, E. / Gutermann, N. / Janowitz, M. / Levinsen, D. / Sanford, R.N.: Der autoritäre Charakter. Bd.1 und 2. Studien über Autorität und Vorurteil.-In: Schwartze Reihe (1968) 6;7.-Amsterdam.

Agryle, M: Social Interaction (Soziale Interaktion). – London,1969.

Aichhorn, A.: Verwahrloste Jugend. – Bern, Stuttgard, (4) 1957.

Allan; A.: Agression und Kultur. Plädoyer für menschliche Maßstabe bei der Erklärung menschlichen Verhaltens. – Frankfurt am Main: Fischer, 1974.

Allan, D.J.: The Philosophy of Aristotle. (Die Philosophie des Aristotels). – Oxford, 1952.

Anderson, H.H. / Brewer, J.E./ Reed, M.F.: Studies of teacher´s classroom personalities (Studie über Persönlichkeitsentwicklung von Lehrern in der Schulklasse). III. Followup studies on the effects of dominative and integrative contacts on children´s behavior. Applied Psychot. Monographs. (1946)11 – S.3-156.

Aquino, Th. von: Summa theologiae, Bd. 1, 1265.

Arnold, W.: Person, Charakter, Persönlichkeit. – Göttingen: Dr.Hogrefe, (3) 1969.

Азаров, Ю.: Книга о семейном воспитании. Издательство прогресс, Москва 1982.

Ballauf, Th.: Die Pädagogische Unzulänglichkeit biologischer Anthropologie. – In: neue pädagogische Bemühungen / hrsg. von Werner Loch und Jakob Muth, Essen: Neue Dt. Schule Verl. Gesellschaft (1962), 3.

Bebbel, A.: Die Frau im Sozialismus. – Berlin: Dietz, 1946.

Becker, W.C.: Applications of behavior principles in typical classroom. (Anwendung von Verhaltensprinzipien in typischen Klassensituationen). – In: Behavior of modification in education / ed. By C.E. Thoresen. 72th, Yearbook oft the National Society oft he study of Education; Part I, Chicago: University of Chicago Press, 1973. – S.77-106.

Bellebaum, A.: Soziologische Grundbegriffe. – Stuttgart; Berlin; Köln; Main: Kohlhammer, (10) 1985.

Benedict, R.: Unformen der Kultur – Hamburg: Rowohlt, 1955.

Benett; N.: Unterrichtsstil und Schülerleistung – Stuttgart, 1979.

Блонский П. П.: Трудовая школа (1919), в кн.: Блонский П. П., Избр. Пед. и психол. соч.; т. 1, М., 1979

Böhm, W.: Das „Bild" des Lehrers im Wandel der Geschichte. In: Die Bedeutung der Lehrerpersönlichkeit für Erziehung und Unterricht. – München, 1980. – S. 9-22.

Böhm, W.: Das Problem der Lehrerbildung angesichts der Pluralität von Theoriern über den Lehrer. – In: Lehrerbild und Lehrerbildung / hrsg. von Heinz-Jürgen Ipfling und Werner Sacher – München: R. Oldenburg (5), 1981.

Bollnow, O.F.: Die Vernunft und die Mächte des Irrationalen (Plessner –Testschrift) - 1957.

Bollnow, O.F.: Existenzphilosophie und Pädagogik (Versuch über unstetige Formen der Erziehung. Stuttgart: Kohlhammer, 1959.

Braun, W.: Pädagogische Anthropologie im Widerstreit. – Bad Heilbrunn/Obb: Klinkhardt, 1989.

Braunmühl, E. von: Antipädagogik. Studien zur Abschaffung der Erziehung. – Weinheim; Basel, 1975.

Brecht, B.: Herr Puntila und sein Knecht Matti – In: Stücke II, Werke, Bd. 2– Berlin, 1973.

Breiteneicher, H.J. u. a.: Kinderläden. Revolution der Erziehung oder Erziehung zur Revolution? – Reinbeck bei Hamburg, 1971.

Brezinka, W.: Grundbegriffe der Erziehungswissenschaft. Analyse, Kritik, Vorschläge – München, Basel: Reinhardt, 1974.

Brinkmann, W.: Der Beruf des Lehrers – Bad Heilbrunn: Klinkhardt, 1975.

Campanella, Th.: Der Sonnenstaat – (S.1.), 1623.

Caselmann, C.: Wesenformen des Lehrers.– Stuttgart, 1949.

Catell, R.B.: Personallity measurement functionally related to source trait structure (Persönlichkeitsmessung funktionellbezogen auf Strukturmerkmalsursprung). – In: S. Messick, I. Ross (Hrsg.):

Measurement in personality and cognition. – New York: Wiley, 1962.

Child, J. L.: Socialization (Sozialisation). – In: Handbook of Social Psychology / hrsg. G.Lindzey – Mass: Reading, 1954.

Condorcet M. J. A.: Esquisse d'un tableau historique des progres del' esprit humain (Entwurf eines historischen Gemäldes der Fortschritte des menschlichen Geistes). (S. 1.), 1794

Condorcet M. J. A.: Siehe in: Rauhut, K.: Die pädagogischen Theorien der Französischen Revolution.- Halle, 1934.

Clarizo, H. F.: Toward positive classroom discipline (Über eine positive Disziplin in der Schulklasse). – New York; London; Sydney; Toronto, 1971.

Carell; W.: Das pädagogisch-psychologische Problem der Beziehung zwischen Lernstil und Lernleistung – In: Psychologie der Erziehungstile/ hrsg. von D. Herrmann – Göttingen, 1966.

Darwin, Ch.: Die Entstehung der Arten durch natürliche Zuchtwahl. – Stuttgart: Reclam, (6) 1963.

Decroly, 0. bei Hamaide, A.: Die Methode Decroly. – In: Pädagogik des Auslands. / hrsg. von Peter Petersen. – Weimar: Böhlaus Nachf., 1928.

Demolins, E.: L' Education nouvelle. L' Ecole des Roches. (Die neue Erziehung. Die Schule der Härte). – Paris: Firmin-Didot, (2) 1901.

Descartes, R.: Principia Philosophia (Prinzipien der Philosohie). – Amsterdam, 1644.

Deutsche UNESCO-Kommission (Hrsg.): Allgemeine Erklärung der Menschenrechte. Artikel 26. – Köln, Cäcilienstraße 42-44, (3) 1972.

Dewey, J.: Demokratie und Erziehung. Übers. von E. Hylla. Braunschweig: Westermann, (3) 1964 (amerik. Orig. 1916).

Dewey, J.: Schule und öffentliches Leben/ Übers. und eingel. von L. Gurlitt. – Berlin, 1905 (amerik. Orig. 1899).

Dewey, J. / Kilpatrick, W. H.: Der Projektplan. Grundlegung und Praxis. Übers. v. G. Schulz / E. Wiesenthal. – In: Pädagogik des Auslands, Bd. IV/ hrsg. von Peter Petersen. – Weimar: Böhlau, 1931.

Dhammapada: Sumangala Thera in der Pali Text Society. – London, 1914.

Dietrich, G.: Bildungswirkungen des Gruppenunterrichts. München, 1969.

Dietrich, Th.: Die pädagogische Bewegung „vom Kinde aus". Bad Heilbrunn/Obb., 1963.

Dietrich, Th.: Zeit- und Grundfragen der Pädagogik. Eine Einführung in pädagogisches Denken. – Bad Heilbrunn/Obb.: Klinkhardt, (4) 1988.

Dilthey, W.: Gesammelte Schriften, Bd. VII: Der Aufbau der gesellschaftlichen Welt in den Geisteswissenschaften. – Leipzig; Berlin: Teubner, 1927.

Dilthey, W.: Pädagogik. Geschichte und Grundlinien des Systems. Gesammelte Schriften, Bd. IX/ hrsg. von O. F. Bollnow, – Stuttgart; Göttingen, 1961.

Dokumente des Zweiten Vatikanischen Konzils. Authentische Textausgaben, lateinisch-deutsch. Bd. 5: Über die christliche Erziehung. – 1966, S. 59

Dollard, J. / Doob, L. W./ Miller, N. E./ Mowrer, O. H./ Sears, S.: Frustration und Aggression. – Weinheim; Berlin; Basel, 1971.

Dubos, R.: Der entfesselte Fortschritt. Programm für eine menschliche Welt. – Bergisch Gladbach, 1970.

Durkheim, E.: Education et Soziologie (Erziehung und Soziologie). – Paris, (2) 1966.

Edel, M. / Edel, A.: Anthropologie and Ethics (Anthropologie und Ethik). – Springfield, 1959.

Engels, F.: Dialektik der Natur. – In: Werke, Bd. 20 / K. H. Marx, F. Engels. – Berlin: Dietz, 1955.

Erasmus, D. (von Rotterdam): Über die Notwendigkeit einer frühzeitlichen sittlichen und wissenschaftlichen Unterweisung. – (S. 1.), (s. a.).

Fend, H.: Sozialisierung und Erziehung. Eine Einführung in die Sozialforschung. – Weinheim; Berlin; Basel, 1977.

Ferriere, A.: L'ecole active. reduite a une volume. (Die fördernde Schule / hrsg. in einem Bd.). – Quatrieme edition revue et – Geneve: Editions Forum, (2) 1930.

Fichte, J. G.: Die Anweisung zum seeligen Leben oder auch die Religionslehre. – In: Die Grundzüge des gegenwärtigen Zeitalters.

Vorlesungen gehalten zu Berlin 1804 – 1805. – Berlin: Himburg, 1806.

Fichte, J. G.: J. G. Fichtes sämtliche Werke in acht Bdn. / hrsg. von J. H. Fichte. – sine loco et impressore, 1844 - 46.

Fichte, J. G.: Über das Wesen des Gelehrten und seine Erscheinungen im Gebiete der Freiheit. – Berlin: Reimers Realschulbuchhandel, 1806.

Flitner, W. / Kudritzki, G. (Hrsg.): Die deutsche Reformpädagogik, Bd. 1: Die Pioniere der pädagogischen Bewegung. Bd. II. Ausbau und Selbstkritik. – Düsseldorf; München, 1962.

Freinet, C.: La Methode Naturelle. L' Apprentissage de la Langue. (Die „Naturschule". Die Lehre von der Sprache). – Neuchatel, (3) 1973.

Fromm, E.: The Sane Society. – London, 1968. Der moderne Mensch und seine Zukunft (The Sane Society, dt.). Eine sozialpsychologische Untersuchung. Frankfurt a. M.: Europäische Verl. Anst., 1967.

Gansberg, F.: Schaffensfreude. Anregungen zur Belebung des Unterrichts. Leipzig: Teubner, (5) 1921.

Gamm, H.-J.: Kritische Schule. Eine Streitschrift für die Emanzipation von Lehrern und Schülern. – München, 1970.

Gehlen, A.: Der Mensch, seine Natur und seine Stellung in der Welt. – Frankfurt a. M., Bonn: Athenäum, (7) 1962.

Geißler, E. E.: Erziehungsmittel. – -Bad Heilbrunn/Obb., 1967.

Gerner, B.: Einführung in die pädagogische Anthropologie

(1979) mit einem Nachwort zur zweiten unveränderten Auflage. – Darmstadt: Wissenschaftl. Buchges., 1986.

Gesell, A.: Das Kind von Fünf bis Zehn. – Bad Nauheim: Christian (2) 1954.
Gesetz über das einheitliche sozialistische Bildungssystem. Berlin: Staatsverlag, 1965.

Giesecke, H.: Einführung in die Pädagogik. – München, 1969.

Goethe, J. W. von: Wilhelm Meisters Wunderjahre. Maxime und Reflexionen. – In: Werke, Bd. 7. – Berlin; Weimar, 1966.

Grell, J.: Techniken des Lehrerverhaltens. – Weinheim; Basel Beltz (9) 1979.

Guardini, R.: Christliches Bewusstsein. Versuche über Pascal. – (S. 1.): Hegner, 1935.

Guardini, R. / Bollnow, 0. F.: Begegnung und Bildung. – Würzburg: Werkbund, (2) 1960.

Guardini, R.: Welt und Person. Versuche zur christlichen Lehre vom Menschen. – Würzburg: Werkbund, 1950.

Gurlitt, L.: Der Deutsche und seine Schule. Erinnerungen, Beobachtungen und Wünsche eines Lehrers. – Berlin, 1905.

Guthrie, E. R.: The psychology of learning. (Die Psychologie des Lernens) – New York: Peter Smith, 1935.

Habermas, J.: Erkenntnis und Interesse. – Frankfurt/M.: Suhrkamp, 1973.

Habermas, J.: Pädagogischer Optimismus vor Gericht einer pessimistischen Anthropologie. – In: Neue Sammlung (1961).

Hacker, H.: Lehrer und Curriculum. – In: Lehrerbild und Lehrerbildung / hrsg. von H.-J. Ipfling und W. Sacher. – München: R. Oldenburg, 1978. – S. 79-85.

Hamann, B.: Die Grundlagen der Pädagogik. Systematische Darstellung nach Otto Willman. – Freiburg: Herder, 1965. (Schriften des Willman-Institutes).

Hebbel, F.: Tagebücher. Vollständige Ausgabe in drei Bänden. Band II. 1984. – dtv Taschenbücher.

Hederer, J.: Telekolleg für Erzieher. Pädagogik I / H. Hederer u. a. – München, 1973.

Hegel, G. W. F.: Die Vernunft in der Geschichte. – (S. 1.), 1830.

Hegel, G. W. F.: Differenz des Fichteschen und Schellingschen Systems der Philosophie in Beziehung auf Reinholds Beiträge zur leichteren Übersicht des Zustandes der Philosophie zu Anfang des neunzehnten Jahrhunderts. – Jena, 1801.

Hegel, G. W. F.: Phänomenologie des Geistes. – In: System der Wissenschaft. 1 T. – Bamberg, 1807.

Hegel, G. W. F.: Wissenschaft der Logik, Bd. 1: Die objektive Logik. – 1812/1813. Bd. 2: Die subjektive Logik. – Nürnberg, 1816.

Heidegger, M.: Was ist Metaphysik? (Öffentl. Antrittsvorlesung). – Bonn: F. Cohen, 1930.

Helvetius, J. C. A.: Vom Menschen, von dessen Geisteskräften und von der Erziehung desselben,
Bd. 1. - Breslau, 1774 a
Bd. 2., Anmerk. +++. - Breslau 1774 b

Hengstenberg, H.-E.: Philosophische Anthropologie. – Stuttgart: Kohlhammer, 1960.

Henz, H.: Grundwissen Pädagogik. – Freyburg, 1979.

Henz, H.: Lehrbuch der systematischen Pädagogik. – Freiburg: Herder, (4) 1975.

Herbarth, J. F.: Allgemeine Pädagogik aus dem Zweck der Erziehung abgeleitet. Mit einem Vorwort von H. Nohl. – Weinheim; Berlin: Beltz, (2) 1959.

Herbart, J. F.: Umriss pädagogischer Vorlesungen. – In: Pädagogische Schriften, Bd. III: Pädagogisch didaktische Schriften Bd. III / hrsg. von W. Asmus. – Düsseldorf; München: Küpper, 1965.

Herder, J. G.: Über den Ursprung der Sprache / hrsg. von Claus Träger. – Berlin: Akademie, 1959.

Herrmann, Th. (Hrsg.): Psychologie der Erziehungsstile. Göttingen, 1966.

Hilber, W.: Die anthropologisch-pädagogische Bedeutung von Sein und Haben. – In: Unterrichten und Erziehen (Einführungstexte zu einer Mitmenschlichkeit in der Pädagogik) / hrsg. von Franz Schlederer. – München: Ernst Reinhardt, 1983.

Hoffmann, E.: Der Kindergarten. – In: Die Pädagogik im 20. Jahrhundert / hrsg. von W. Scheibe. – Stuttgart, 1960. – S. 264 ff.

Hull, C. L.: Principles of behavior (Prinzipien des Verhaltens). – New York: Appleton-Crofts, 1943.

Isokrates: In: Marrou, H.-I.: Geschichte der Erziehung im klassischen Altertum. – Freiburg; München: Alber, 1957.

Isokrates: In: Steidle, Wolf: Redekunst und Bildung bei Isokrates. – In: Hermes 80 (1952). – S. 257-296.

Jamroszcyk, J. L.: Grundlagen einer schülerorientierten Didaktik. Probleme und Perspektiven. – Kastellaun, 1978.
Jaspers, K.: Philosophie, Bd. II. Berlin: Springer, 1932.
Jensen, A.: Genetics and Education (Erblehre und Erziehung). – London, 1972.

Калинин М. И.: О коммунистическом воспитании. — М.: Политиздат, 1940. — 22 с.

Kant, I.: Anthropologische Didaktik. – In: Immanuel Kants Werke, Bd. VIII / hrsg. von E. Cassierer. – Berlin: Bruno Cassierer, 1922 a.

Kant, I.: Anthropologie in pragmatischer Hinsicht abgefasst. – Königsberg, 1798.

Kant, I.: Kritik der reinen Vernunft. – Insel-Ausgabe, Bd. II/ hrsg. von Wilhelm Weischedel – Leipzig: Insel, (s. a.).

Kant, I.: Kritik der Urteilskraft. - In: Immanuel Kants Werke, Bd. V/ hrsg. v. E. Cassierer. – Berlin: Bruno Cassierer, 1922 b.
Key, E.: Das Jahrhundert des Kindes. Studien. Ubers. V. F. Maro. - Berlin: S. Fischer, (14) 1908, (31.-33. Tausend) 1921 (schwed. Orig. 1900).

Kant, I.: Über Pädagogik (1803). – In: W. Weischwedel (Hrsg.): I. Kant Werke, Bd. 10: Schriften zur Anthropologie, Geschichtsphilosophie, Politik und Pädagogik. 2.Teil- - Darmstadt, 1968.

Key, E.: Das Jahrhundert des Kindes. Studien. Übers. V.F. Maro. – Berlin: S. Fischer, (14) 1908, (31. – 33. Tausend) 1921 (schwed. Orig. 1900).

Klafki, W.: Der Beitrag der Erziehungswissenschaft zur Klärung aktueller pädagogischer Zielfragen. – In: Ziele der Erziehung und Bildung / hrsg. von M. Benden. – Bad Heilbronn/Obb., 1982. – S. 34-57.

Klafki, W. u.a.: Erziehungswissenschaft. Eine Einführung. Drei Bände. – Frankfurt a. M., 1970 und 1971.

Klafki, W.: Studien zur Bildungstheorie und Didaktik. – Weinheim, 1963.

Klafki, W. / Rückriem, G. M./ Wolf, W. u. a. (Hrsg.): Erziehungswissenschaft, Bd. 1 und 2. – Frankfurt, 1976.
Kerlinger, F.: The Factor structure and Content of Desirable Characteristics of Teachers (Die Faktorenstruktur und der Inhalt wünschenswerter Lehrercharakteristika). – In: Educational and Psychological Measurement (1927) 27. – S. 650 ff.

Kerschensteiner, G.: Die Seele des Erziehers und das Problem der Lehrerbildung (1921). – München, (9) 1965.

Kerschensteiner, G.: Grundfragen der Schulorganisation. – Leipzig; Berlin, (2) 1910.

Kerschensteiner, G.: Begriff der Arbeitsschule. – Leipzig Berlin, (2) 1913.

Kilpatrick, W. H.: The Montessori System Examined (Das geprüfte Montessori-System). – Boston; New York; Chicago; Houghton Mifflin Company; Cambridge: The Riverside Press, 1914.

Koch, Z.: Psychology cannot be a coherent ... science (Die Psychologie kann keine einheitliche ... Wissenschaft sein). – In: American psychologist (1970) 1.

Komensky, J. A.: Große Didaktik / hrsg. und eingeleitet von Hans Ahrbeck. – Berlin: Volk und Wissen, 1957.

Komensky, J. A. Vsevychova (Pampaedia). – Praha, 1948 (tschech.).

Konfuzius: Lun-yu, Zhu-zi ji-cheng, Bd. 1. – Schanghai, 1954. Korczak, J.: Die Liebe zum Kind. – Berlin: Union, (1) 1975.

Коротов, В. М.: Единые педагогические требования к учащимся. - М.: Дом пропаганды АПН СССР, 1968   Вып.2 [Текст] / В.М. Коротов; Акад. пед. наук, Дом пропаганды. -1968.- 50с.

Kron, F. W.: Grundwissen Pädagogik. – München; Basel: Reichardt, (2) 1989.

Kron, F. W.: Theorie des erzieherischen Verhältnisses. – Bad Heilbrunn/Obb.: Klinkhardt, 1971.

Kupffer, H.: Das fragwürdige Erzieherbild der deutschen Pädagogik. – In: Die Deutsche Schule. Jg. 1961.

Lagarde, P. de: Die nächsten Pflichten deutscher Politik. – In: Schriften für das deutsche Volk, Bd. 1: Deutsche Schriften/ hrsg. von K. A. Fischer. – München, 1924.

Landmann, M.: Der Mensch als Schöpfer und Geschöpf der Kultur. Geschichts- und Sozialanthropologie. – München; Basel: E. Reinhardt, (1) 1961.

Лавров А., Лаврова О.: Вы, ваш ребенок и мир вокруг М. Политиздат 1972г. 192с мягкий переплет, обычный формат. (Продавец: BS - nselaz, Москва.)

Ленин, В. I.: Проект программы КПР (В), Пункт программы 10. (1) Первый эскиз. Март 1919-ого Ленина- том 29, сторон 86. В. I. Ленин ▪ сочинения. Первая публикация в 1930. ИЗДАТЕЛЬСТВО Политиздат Москва.1950.

Ленин, В. I.: Короткая протокольная запись речи на Общерусском конгрессе интернационалистических преподавателей. В: Исвестийа номер ВЦИК 114, 6 июня 1918

Lewin, K. / Lippit, R./ White, R. K.: Patterns of aggressive behavior in experimentally created „social climates" (Muster aggressiven Verhaltens in experimentell hervorgerufenen „sozialen Klimas"). – In: Journal of Social Psychology (1939). – S. 271 – 299.

Lexis: Das Unterrichtswesen im Deutschen Reich. Bd. III. – Berlin, 1904.

Lichtwark, A.: bei Gebhard, J.: Alfred Lichtwark und die Kunst-erziehungsbewegung in Hamburg. - Hamburg, Phil. Fak., Hab. Schrift, 1947.

Lietz, Yi.: Deutsche Land-Erziehungs-Heime. Grundsätze und Einrichtungen. – Leipzig: Beckenstedt (Harz) Verlag des Landweisenheims, 1913.

Ligthardt, J.: Pädagogik des vollen Lebens. – In: Pädagogik des Auslands / hrsg. von Peter Petersen. – Weimar: Böhlau, 1931.

Litt, Th.: Führen und Wachsenlassen. Eine Erörterung des pädagogischen Grundproblems. – Stuttgart: Klett-Cotta, (15) 1976. – 136 S.

Littmann, E. / Kasieake, E.: Zur Diagnostik elterlichen Erziehungsverhaltens. – In; Probleme und Ergebnisse der Psychologie (1970) 2. Beiheft.

Locke, J.: An Essay CoIICerIIinq Human Unterstanding (Ein Versuch über den menschlichen Verstand). – Altenburg: Richterische Buchhandlung, 1757 (Original S. 1., 1690).

Locke, J.: Gedanken über Erziehung. Übersetzt von Dr. M. Schuster. – In: Pädagogische Bibliothek, IX. Bd./ hrsg. von K. Richter. – Leipzig: (s. a.).

Lorenz, K.: Über tierisches und menschliches Verhalten. Gesammelte Abhandlungen, 2. Bd.– München: Piper, 1965.

Lorenz, U.: Der Lehrer als Vorbild. Überlegungen zu einer pädagogischen Notwendigkeit / Blätter für Lehrerfortbildung 32. – 1980. – S. 333-336.

Lotz, J.: Geschichtlichkeit. – In: Philosophisches Wörterbuch / hrsg. von Walter Brugger. – Freiburg, (13) 1967. – S. 133-314.

Lückert, H.-R.: Die Autorität in der Erziehung. – In: Autorität und Freiheit / hrsg. von E. E. Geißler. – Bad Heilbrunn/Obb.: Klinkhardt, (3) 1970. – 5. – 74-86.

Lukesch, H. (Hrsg.): Auswirkungen elterlicher Erziehungsstile. – Göttingen, 1975.

Maqnus, A. (Albert von Bollstäcat): De anima, Bd. III, Tr. 2. Ubers. v. W. Theiler.

Mahāvagga. H. Oldenburg, Vinayapitaka. – London, 1879 - 1883.

Макаренко, А. С.: Педагогическая поэма. Педагогика; Москва; 1981

Marcuse, H.: Der eindimensionale Mensch. – Neuwied: Luchterhand, 1967, (2) 1970.

Marx, K.: Ausgewählte Schriften in zwei Bänden, Bd. II. – Berlin: Dietz, 1952.

Marx, K.: Der leitende Artikel in Nr. 179 der „Kölnischen Zeitung". – In: Werke, Bd. 1/ hrsg. von K. Fi. Marx/ F. Engels. – Berlin: Netz, 1958.

Marx, K.: Nationalökonomie. S. 247 f.

Marx, K.: Notizbuch 1844-1847. – In: F. Engels: Anhang zum revidierten Sonderdruck „Ludwig Feuerbach und der Ausgang der klassischen Philosophie". – Stuttgart: Dietz, 1888.

Marx, K.: Ökonomisch-philosophische Manuskripte aus dem Jahre 1844. – In: Marx, Engels Werke. – Berlin: Dietz, 1956.

Marx, K. / Engels, F.: Die deutsche Ideologie. – In: Werke, Bd. 3/K. Marx, F. Engels. – Berlin: Dietz, 1969.

Marx, K. / Engels, F.: Über die Gewerkschaften. – Berlin: Tribüne, 1953.

Marx, K. / Engels, F.: Über Erziehung und Bildung. – Berlin, Volk und Wissen, 1971.

Marx, K. / Engels, F.: Werke, Bd. 4./ K. Marx, F. Engels. Berlin: Dietz, 1959.

Mead, G.H.: Geist, Identität und Gesellschaft aus der Sicht des Sozialbehaviorismus. – Frankfurt/M., (2) 1975.

Meyr, E.: Artbegriff und Evolution. – Hamburg; Berlin, (1) 1967.

Mitscherlich, A.: Auf dem Weg zur vaterlosen Gesellschaft. München, 1963.

Mollenhauer, K.: Erziehung und Emanzipation. – München, (4) 1970.

Mollenhauer, K.: Theorien zum Erziehungsprozess. - München: Juventa, 1972, 1982.

Mönks, F. / Knoers, M. P.: Entwicklungspsychologie. – Stuttgart: Kohlhammer, 1976.

Montessori, M.: Mein Handbuch. Grundsätze und Anwendung meiner neuen Methode der Selbsterziehung der Kinder. – Stuttgart: Julius Hoffmann, 1922.

Montessori, M.: Selbsttätige Erziehung im frühen Kindesalter. Nach den Grundsätzen der wissenschaftlichen Pädagogik methodisch dargelegt. / Übers. von 0. Knapp. –Stuttgart, 1913 (ital. Original 1909).

Monod, R.: Siehe in: The Place of Value in a World of Facts (Der Platz des Wertes in einer Welt der Fakten). – In: Proceeding of the Fourteenth Nobel Symposium. – Stockholm, September 15-20, (1) 1960. Stockholm, (2) 1970.

Morus, Th.: Utopia/ hrsg. von C. Woyte. – Leipzig: (s. a.).

Müller, M.: Der Kompromiss oder vom Unsinn und Sinn menschlichen Lebens. – Freiburg; München, 1980.

Neill, A. S.: Summerhill. A. Radical Approach to Child Rearing (Ein grundsätzlich anderer Zugang, Kinder zu erziehen.) – New York: Hart Publishing Co., 1969.

Neill, A. S.: Theorie und Praxis der antiautoritären Erziehung. Das Beispiel Summerhill. – Reinbeck bei Hamburg, 1969.

Neill, A. S.: Das Prinzip Summerhill: Fragen und Antworten. Argumente, Erfahrungen, Ratschläge. – Reinbeck bei Hamburg, 1971.

Netzer, H.: Erziehungslehre. Bad Heilbrunn/Obb.: Klinkhardt, (10) 1972.

Nohl, H.: Die pädagogische Bewegung in Deutschland und ihre Theorie. – Frankfurt/M.: Schult-Blumke, 1963.

Oelkers, J.: Reformpädagogik. Eine kritische Dogmengeschichte. – Weinheim; München: Juventa, 1989.

Oerter, R.: Moderne Entwicklungspsychologie. – Donauwörth: Auer, (18) 1980.

Otto, B.: Der Gesamtunterricht. – In: Die Schulgemeinde. Gedanken über ihr Wesen und Anregungen zu ihrem Aufbau / hrsg. von E. Neuendorff. – Leipzig; Berlin, 1921.

Pädagogisches Wörterbuch: – Berlin. Volk und Wissen, 1987.

Parkhurst, H.: Education on the Dalton Plan (Erziehung nach dem Dalton Plan). With an Introduction by T. P. Nunn and Contributions by R. Bessett, J. Eades and B.

Павлов И. П.: Полное собрание сочинений / АН СССР. - Изд. 2-е, доп. - М: Изд-во АН СССР, 1951 – 1954, Т. 3, кн. 2: [Двадцатилетний опыт объктивного изучения высшей нервной деятельности животных: главы XXXVI—LXIII (1923-1936 гг.)] / ред. Э. Ш. Айрапетянц. - 1951. - 439 с.

Павлов И.П.: Полное собрание сочинений [Текст] / И.П.Павлов: 2-е изд. Т.3, Кн. 1,2, М.-Л. 1951, Кн.1, - 392 с.

Pestalozzi, J. H.: Sämtliche Werke, Bd. I. Bearb. v. H. Schönebaum. – Berlin; Leipzig, 1927 a.

Pestalozzi, J. H.: Sämtliche Werke, Bd. VII. Bearb. v. H. Schönebaum. – Berlin, (2) 1938.

Pestalozzi, J. H.: Sämtliche Werke, Bd. VIII. Bearb. v. H. Schönebaum. – Berlin; Leipzig, 1927 b.

Pestalozzi, J. H.: Sämtliche Werke, XIII. Bearb. v. H. Schönebaum / K. Schreinert. – Berlin; Leipzig, (2) 1932.

Pestalozzi, J. H.: Stanser Brief. – In: Th. Dietrich (Hrsg.): Kleine Schriften zur Volkserziehung und Menschenbildung. - Bad Heilbrunn/Obb.: Klinkhardt, (4) 1968.

Pestalozzi, J. H.: Wie Gertrud ihre Kinder lehrt, ein Versuch, den Müttern Anleitung zu geben, ihre Kinder selbst zu unterrichten. In Briefen. – In: J. H. Pestalozzi: Sämtliche Werke, Bd. XIII. -Berlin; Leipzig, (2) 1932.

Petersen, P.: Führungslehre des Unterrichts. – Braunschweig: Westermann (7) 1963.

Piaget, J.: Les Droits de L'esprit (Die Rechte des Geistes). In: Sammlung „Menschenrechte" / hrsg. von der UNESCO. – Paris: Recueil Sirey, 1948.

Platon: Politeia. – In: Sämtliche Werke, Bd. 3, in der Übersetzung v. F. Schleiermacher / Hrsg. von W. F. Otto, E. Grassi, G. Plamböck. – Hamburg, 1958.

Platon: Theaitetos (Dialog über die Erkenntnis). Übers. v. F. Schleiermacher.

Platon: In: Weinstock, H.: Platonische Rechenschaft. – Berlin, 1936.

Plessner, H.: Homo absconditus. – In: Gesammelte Schriften, Bd. 8: Conditio humana. – Franfurt/M.: Suhrkamp, 1983. – S. 353-366.

Portmann, A.: Zoologie und das neue Bild vom Menschen. Hamburg: Rowohlt, 1959.

Poschardt, D.: Die Berufsrolle des Schulrats. – Hannover: Herrman Schroedel, 1979.

Protagoras von Abdera: In: Platon: Protagoras. Theaitetas. – Jena: E. Diederichs, 1920.

Ratke, W.: Gothaer Ratichiana, Cod. B 825 B, Erkenntnislehr. Rauschning, H.: Gespräche mit Hitler. – Zürich; New York, 1940.

Reble, A. (Hrsg.): Das Strafproblem in Beispielen. – Bad Heilbrunn/Obb., (2) 1968.

Reddie, C.: Abbotsholme 1889-1899 or Ten Year's Work in an Educational Laboratory (Abbotsholme 1889-1899 oder Zehn Jahre Arbeit in einem Erziehungslaboratorium). – London: Georg Allen, 1900.

Remane, A.: Das biologische Bild des Menschen. – In: Verhandlung des Verbandes Dt. Biologen, Bd. 1. – Stuttgart, 1960.

Riekel, A.: Die Demokratisierung der Bildung. – Leipzig: Dürr'sche Buchhandlung, 1928.

Rolland, R.: Über dem Getümmel. – In: Der freie Geist. – Berlin, 1966.

Roth, H.: Pädagogische Anthropologie, 2 Bd. Hannover; Berlin (West), Darmstadt u.a.: Schroedel, (3) 1971.

Rousseau, J. J.: Bekenntnisse. Eingeleitet von W. Kraus. Leipzig: Insel, 1965.

Rousseau, J. J.: Emile oder über die Erziehung (1762) / hrsg. von M. Rang. – Stuttgart: Reclam, 1963. (Reclams UniversalBibliothek).

Rousseau, J. J.: Emile, II. Buch / hrsg. von K. Reimer. Leipzig, (2) 1875.

Рубинштейн С. Л.: Основы общей психологии - СПб: Издательство «Питер», ... (О новой книге С. Л. Рубинштейна) / Вопросы психологии. 1959. № 1.

Ryans, D. G.: Characteristics of Teachers (Lehrercharakteristika). – Washington, D. C., American Council of Education, 1960.

Saint Exupery, A. de: Der kleine Prinz. – Berlin: Volk und Wissen, 1965.

Salzmann, Chr. G.: Constants kuriose Lebensgeschichte und sonderbare Fatalitäten, Bd. III. – 1793.

Sarbin, T. R.: Role theory (Rollen-Theorie). – In: G. Lindzey (Hrsg.): Handbook of social ps. Reading. – 1954.

Sartre, J. P.: Bewusstsein und Selbsterkenntnis. – Reinbeck: Rowohlt, 1973.

Sartre, J. P.: Das Sein und das Nichts (L'Etre le ne'ant, dt.). – Hamburg: Rowohlt, 1962.

Scharlach, M.: Disziplin contra Gehorsam. – In: Blickpunkt Schule. Aktuelle Probleme in Schule und Unterricht. Reihe: Wissenschaft und Schule, Band 5 / hrsg. von H. Schröder. – München: Arndt, 1991. - S. 62 - 73. a

Scharlach, M.: Ausgewähltes pädagogisches Grundwissen für die Lehrerbildung. (Foliensatz). Zentralstelle für Rationalisierung der Lehrerbildung. – Erfurt, 1989.

Scharlach, M.: Ist die Förderung Begabter Elitebildung? – In: Bayerische Schule 44 (1991) 8. b

Scharrmann, T.: Die individuelle Entwicklung in der sozialen Wirklichkeit. – In: Handbuch für Psychologie, 3. Bd. – Göttingen, 1959. – S. 535-582.

Scheibe, W.: Die Strafe als Problem der Erziehung. – Weinheim, 1967.

Scheibe, W.: Die reformpädagogische Bewegung 1900-1932. Eine einführende Darstellung. – Weinheim; Berlin; Basel, 1969.

Scheler, M.: Die Stellung des Menschen im Kosmos. – Bern; München: Francke, (6) 1962.

Schopenhauer, A.: Sämtliche Werke. – Darmstadt: Wissenschaftl. Bucges. Bd. 1-5, 1961-1965.

Schröder, H.: Erziehungsziel: Persönlichkeit. Beiträge zum Erziehungsauftrag der Schule. – In: Reihe: Wissenschaft und Schule, Bd. 1. – München: Arndt, (2) 1989.

Schwarz, R.: Bildungspolitik ohne Bildung. – In: Das Parlament. Beilage (1973) B 51-52, – S. 21.

Schwidetzky, I.: Das Menschenbild der Biologie. Ergebnisse und Probleme der naturwissenschaftlichen Anthropologie. – Stuttgart: Fischer, 1959. VIII

Seneca, L. A.: Dialogi (Dialoge in 12 Büchern). – zwischen 37 und 62 n. Chr.

Skinner, B. F.: Beyond freedom and dignity (Jenseits von Freiheit und Würde). – New York: Knopf, 1971.

Skinner, B. F.: Science and Human Behavior (Wissenschaft und menschliches Verhalten). – München, 1973.

Spranger, E.: Der geborene Erzieher. – Heidelberg (5), 1968.

Spranger, E.: Grundstile der Erziehung. – In: Pädagogische Perspektiven. – Heidelberg, 1950.

Spranger, E.: Pädagogische Perspektiven. – Heidelberg, (3) 1955.

Stapf, K. H. u.a.: Psychologie des elterlichen Erziehungsstils. – Bern; Stuttgart, 1972.

Steiner, R.: Anthroposophische Pädagogik und ihre Voraussetzungen. Ein Vortragszyklus, geh. In Bern vom 13. bis 17. April 1924. Nach e. vom Vortragenden nicht durchges. Nachschr. hrsg. von Marie Steiner u. Johannes Waeger. – Basel: Zbinden, (3) 1951, – VI, 95 S.

Steiner, R.: Anthroposophische Pädagogik und ihre Voraussetzungen. Ein Vortragszyklus. Marie Steiner. – Dornach, Schweiz: Philosophisch-anthroposoph. Verlag am Goetheanum 1930.

Steiner, R.: Gesamtausgabe (Werke). – Dornach/Schweiz: Verl. der Rudolf Steiner –Nachlassverwaltung. – Anthroposophische Leitsätze – Der Erkenntnisweg der Anthroposophie. – Das Michael-Mysterium. (5) 1962.

Stern, W.: Allgemeine Psychologie auf personalistischer Grundlage. – Den Haag: Nijhoff, (2) 1950.

Stern, W.: Psychologie der frühen Kindheit. – Leipzig: Quelle & Meyer, (4) 1927.

Strzelewicz, W.: Herrschaft ohne Zwang? Systeme und Interpretation der Autorität heute. – In: Die autoritäre Gesellschaft / hrsg. von G. Hartfiel. – Opladen, (3) 1972.

Suchodolski, B.: Edukacja na skrzyżowaniu. Istota i istnienie (poln.). Pädagogik am Scheideweg. Essenz und Existenz. – Wien; Frankfurt; Zürich: Europa, 1965.

Сухомлинский, В.А.: Мудрая власть коллектива : методика воспитания коллектива : пер. с укр. / В.А. Сухомлинский. - Мол.гвардия, 1975. - 240 с.

Сухомлинский, В.А.: Рождение гражданина : пер. с укр. / В.А. Сухомлинский. - 3-е изд. - М. : Мол. гвардия, 1979. - 335 с.

Tausch, R.: Das Ausmaß der Lenkung von Schulkindern im Unterricht eine empirische Untersuchung der Fragen, Befehle und Aufforderungen von Lehrern. – In: Psychologische Beiträge (1960). – S. 127-145.

Tausch, R.: Merkmalsbeziehungen und psychologische Vorgänge in der Sprachkommunikation des Unterrichts. – In: Zeitschrift für experimentelle und angewandte Psychologie (1962). – S. 474-508.
Tausch, R. u. A.-M.: Erziehungspsychologie. Begegnung von Person zu Person. – Göttingen: Dr. Hogrefe, (9) 1968, 1971.

Teilhard de Chardin, P.: Die Entstehung des Menschen (Le Groupe zoologique humain, dt.). – München: Beck, 1961,

Thomae, H.: Entwicklung und Prägung. – In: Handbuch der Psychologie. Bd. 3/ hrsg. von K. Gottschaldt, F. Sander, P. Lerch et al. – Göttingen: Dr. Hogrefe, (6) 1972.

Thorndike, E. L.: Fundamentals of Learning (Grundlagen des Lernens). – New York: AMS Press, (2) 1971 (Orig. 1932).

Tiger, L. / Fox, R.: Das Herrentier. Steinzeitjäger im Spätkapitalismus. – München; Gütersloh; Wien, 1975.

Tinbergen, N.: Instinktlehre. – Berlin: Parey, 1952.

Tröger, W.: Erziehungsziele. – In: Taschenbuch der Pädagogik, 2 Bde / hrsg. von W. Hierdeis. – Baltmannsweiler: Päd. Verlag Burgbücherei Schneider, (2) 1986. – S. 189-199.

Tschanz, B.: Prägung. – In: Lexikon der Psychologie, Bd. 2. – Freiburg: Herder, (2) 1980.

Urdana: P. Steinthal in der Pali Text Society. – London, 1885.

Uexküll, J. von: Streifzüge durch die Umwelten von Tieren und Menschen (Mit einem Vorwort v. A. Portmann). – Reinbeck bei Hamburg: Rowohlt, 1936.

Wallon, H.: Die psychische Entwicklung des Kindes. – Berlin; Leipzig: Volk und Wissen, 1950.

Watson, J. B.: Behaviorismus. – Stuttgart; Berlin; Leipzig: Deutsche Verlagsanstalt, 1930.

Weber, E. (Hrsg.): Der Erziehungs- und Bildungsbegriff im 20. Jahrhundert. – Bad Heilbrunn/Obb.: Klinkhardt, 1969.

Weber, E.: Erziehungsstile. – Donauwörth: Ludwig Meier, (3) 1972.

Weber, E.: Grundfragen und Grundbegriffe. Pädagogik. – Eine Einführung Bd. 1. – Donauwörth: Ludwig Auer, (7) 1979.

Weber, E. (Hrsg.): Pädagogik - Eine Einführung, Bd. 1: Grundfragen und Grundbegriffe. – Donauwörth: Ludwig Auer, (7) 1979.

Weinstock, H.: Platonische Rechenschaft. – Berlin, 1936.

Weizsäcker, C.F. von: Zum Weltbild der Physik. – Stuttgart: Hirzel, 1954.

Wieczerkowski, W.: Einige Merkmale des sprachlichen Verhaltens von Lehrern und Schülern im Unterricht. – In: Zeitschrift für experimentelle und angewandte Psychologie. (1965). – S. 502-520.

Wilson, E.: Soclobiology (Sozio-Biologie) – In: The new Synthesis. – Cambridge; London, 1975.
Wundt, W.: Beiträge zur Theorie der Sinneswahrnehmung. Leipzig; Heidelberg, 1867.

Об авторе

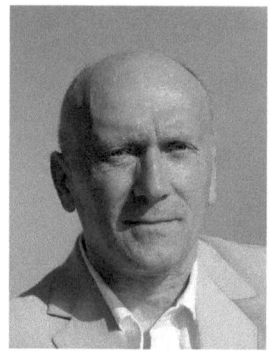

Маттиас Шарлах родился в 1950 г. в Германии. Он обучался, в своё время, будучи гимназистом, параллельно своей специальности - слесаря по ремонту тракторов и сельскохозяйственных машин, закончил педагогический ВУЗ по специальности "математика и физика", работал преподавателем, ассистентом и старшим научным сотрудником, защитил ученую степень кандидата наук в 1981 году на педагогической докторантуре в рамках исследований по развитию знаний студентов педагогических вузов, а в 1982 году посетил курсы повышения квалификации при Институте им. Герцена в Ленинграде (Петербурге). В 1983 году он защитил свою докторскую диссертацию по методологии и методике экспериментального структурно-аналитического исследования личности, в 1984 году получил право преподавания и с 1985 по 1989 год преподавал как доцент методологию и методики научно-социального исследования. В сентябре 1989 года был приглашён в качестве ординарного профессора и два года руководил основанным им же Институтом педагогики при Высшей школе педагогики в Эрфурте. До весны 1990 года профессор Шарлах являлся членом постоянно действующего семинара по методологии и рабочей группы "Исследование методов выявления умственных способностей человека" при Академии Педагогических наук. Он сопровождал 53 дипломника, а также 40 аспирантов и опубликовал свыше 70 публикаций внутри страны и за рубежом.

Кроме того, профессор Шарлах располагает многолетним опытом в сфере повышения квалификации учителей и получил гостевые доцентуры при университетах и институтах в Катовице (Польша), Эгере (Венгрия), Рязани (РФ), а также в Гейдельберге, Бамберге, Ганновере, Ольденбурге, Ландау и Вюрцбурге. Шесть лет он руководил исследовательной группой "Развитие умственных способностей".

1991 по 2004 год являлся директором Академий "Роботрон" по обучению взрослых, а с октября 2004 года работает директором extro GbR Института по подбору и квалификации персонала, разрабатывает различные тесты по профессиональной пригодности, скрининги профиля личности для выявления профессионально-релевантных личностных качеств, а также специфические для предприятия анализы и проводит семинары по вопросам тренинга руководителей, управления изменениями, развития ключевой личностной компетенции, построения карьеры и дидактики в процессе обучения взрослых.